竹叶依依————

著

嘿，强大起来

自我疗愈心理笔记

U0193970

北京日报出版社

图书在版编目（CIP）数据

嘿，强大起来：自我疗愈心理笔记/竹叶依依著
.--北京：北京日报出版社，2022.1
ISBN 978-7-5477-4168-9

Ⅰ.①嘿… Ⅱ.①竹… Ⅲ.①心理健康－普及读物
Ⅳ.①R395.6-49

中国版本图书馆CIP数据核字(2021)第245281号

嘿，强大起来：自我疗愈心理笔记

出版发行：北京日报出版社
地　　址：北京市东城区东单三条8-16号东方广场东配楼四层
邮　　编：100005
电　　话：发行部：（010）65255876
　　　　　总编室：（010）65252135
印　　刷：运河（唐山）印务有限公司
经　　销：各地新华书店
版　　次：2022年1月第1版
　　　　　2022年1月第1次印刷
开　　本：880毫米×1230毫米　　　1/32
印　　张：9
字　　数：180千字
定　　价：49.80元

版权所有，侵权必究，未经许可，不得转载

大学毕业后，我的第一份工作是在一家杂志社当编辑。编辑部开通了一条心理热线，每晚 7 点至 9 点为读者解答各种工作和情感上的困惑。同事们大都已成家，刚参加工作的我有着无限的热情，因我在学校时做过播音和主持工作，领导便把这项工作交给我了。

读者来电咨询中，95% 是感情问题。为了做好这份工作，领导为我买了大量相关书籍，我把办公室一整面墙的心理学及两性相处的书都读完了。我在杂志社待了两年，白天做编辑工作，晚上负责心理热线咨询。我接了上万个电话，在读者各种各样的咨询里，迅速成长。

两年后，我进了一家报社工作，开始恋爱，然后进入婚姻。恋爱时我发现，自己仿佛有一种天然的智慧，让我能够一眼看穿某个男生是否真诚，他的所思所想，行为背后的动机，我很清晰地知晓什么样的人才是最适合我的，我应该怎样和他交往。

这些智慧，都是杂志社那一面墙的心理学书籍和那段工作经历带给我的。

为什么要谈起这段经历呢？因为我想以自己的经历来告诉大家，现代人学一点心理学是非常有必要的，它对你在爱情、婚姻、工作、生活上都大有裨益。

在心理学学习上，通常有一个误区，很多人认为，有心理问题的人才需要去学习心理学知识。其实不然，学习心理学知识是为了让我们更好地了解自己，也更多地了解别人。你可以通过学到的心理学知识，觉察自己思想和行为上的"盲点"，也能够看到别人思想和行为上的"盲点"，可以更加客观地认识自己、认识他人和这个世界。

一个人的内心世界，决定了他和现实世界的关系。

一个人和现实世界的关系，也是他内心世界的映照。

学了心理学你会发现：世界上的万事万物都是有规律可循的；很多事情都是因你而来，为你量身定制的；你看到的，并不一定是真实的；你以为的原因，并不是真正的原因；人们的思想、情绪和行为，其实都是可控的；很多结果，其实是可以改变的；人生的很多"坑"，其实是可以避免的。

对于很多事情，会有一种了然于胸的智慧。就像揭开迷雾一般，你会恍然大悟：哦，原来，我有很多办法可以帮到自己。

世界上没有十全十美的人，每个人都有这样或那样的缺点和不足。成长的路上，没有一帆风顺的，每个人都会遇到或这样或那样的困惑，经历各种各样的挫折。

而心理学会告诉你：万物皆有裂痕，那是光照进来的地方。

目 录 / CONTENTS

第五章　亲密关系——"眼睛为她下着雨，心却为她打着伞"

第六章　拼搏是最好的疗愈——"嗨，人生只有一次，你想如何度过？"

第一章

强大内心：所有问题都是心的问题

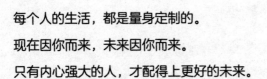

每个人的生活，都是量身定制的。

现在因你而来，未来因你而来。

只有内心强大的人，才配得上更好的未来。

悄悄决定人生的心智模式

仁者见仁而得仁，智者见智而得智。

只有完善心智模式，才能成就新的自我。

如果你的职业生涯遭遇瓶颈，事业发展迟缓；

如果你的生活、健康、财务状况陷入困境，举步维艰；

如果你急于寻找优秀的另一半，却总是难遇良人；

如果你的婚姻不幸福，痛苦无助，却找不到出口；

……

那么，是时候来关注你的心智模式了！

心智模式是苏格兰心理学家肯尼思·克雷克在 1943 年提出的。

心智模式也称心智模型，是人们在大脑中构建起来的认知外部现实世界的模型。心智模式由认知、想象和语言的理解构成，人们通过五感接收外界信息，会在大脑中形成一个思维模型来描述或刻画外部世界。心智模式决定了我们对世界的看法。

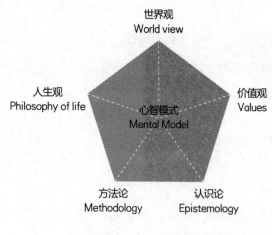

心智模式内涵的5维度（WLVME）模型

心智模式决定了我们的思维模式，它不仅左右人的思维及对世界的认知，也影响我们对于学习、工作、爱情、婚姻和生活的态度，同时影响我们和亲人、伴侣、朋友、同事、领导及其他人的相处模式，决定我们生命的走向和人生的高度。

我有一个朋友，是妥妥的人生赢家。她在事业单位工作，生活条件优越，儿女双全，住在高档小区，更重要的是，她有一个事业有成、收入丰厚，并且十几年如一日宠爱她的老公，夫妻俩情投意合，婚姻生活甜如蜜。与她不熟悉时，我猜想她一定有着很幸福的原生家庭，毕竟，一路幸福成长的女孩，长大后更容易获得幸福。

当我们成为无话不说的好朋友后，才知道，她的成长环境和我想的完全相反。她家姐妹三人，母亲勤劳贤惠，父亲好吃懒做且经常使用语言暴力，稍不满意就对妈妈和孩子破口大骂。母亲包揽所有的家务和地里的农活，父亲每天睡到 10 点多起床，从没洗过一次碗、做过一顿饭。别人家好吃的往往留给孩子，在她家有好吃的都进了父亲的肚子。家里鸡下的蛋，每一个都让父亲吃了，偶尔买点肉，也被父亲全部吃光。朋友读小学的时候，每年到收小麦的季节，母亲带着她们三姐妹凌晨 5 点多就去地里收割小麦，而她的父亲，照样睡到 10 点多才起床，像领导视察工作一样，去地里晃悠几分钟就回去。

朋友在家里排行老二，有大她 3 岁的姐姐和小她 2 岁的妹妹。好在姐妹三人都很争气，读了不错的大学，有了很好的工作，在一线城市有房有车。

但姐妹三人的婚姻走向却完全不同。

　　姐姐年近 40 岁，一直未婚。姐姐是三姐妹里学习最好的，名校高才生，知名企业高管，多年前就已年薪百万。姐姐身边的追求者不断，但姐姐说，从小看到母亲在婚姻里的狼狈和父亲的不作为，她对婚姻没有任何信心。无论别人如何催婚，姐姐坚持婚姻不值得，男人远不如工作和事业来得可靠，结婚就算了吧。

　　妹妹结婚了，但过得并不幸福。男人到家就打游戏，孩子和家务全是妹妹的事。她白天上班，下班接孩子、买菜、做饭、洗衣服、辅导学习。有次她带孩子外出一周，回到家，餐桌上的剩饭剩菜散发着恶臭，水槽里堆着泡了一个星期的碗，脏衣服在沙发上堆成了山，卧室地上一堆可乐罐、瓜子壳，令人作呕。妹妹边收拾边掉眼泪，为什么自己的婚姻会变成父母那样。

　　而朋友的婚姻幸福美满，她活成了大家眼中的幸福典范，她的先生是模范丈夫。她说："我从小学五年级就想，长大了一定不能像妈妈那样生活，也不要像妈妈那样劳累，我一定要嫁个和爸爸完全不同的男人，他至少要不抽烟、不喝酒、脾气好、分担家务、疼爱我。"照着这个标准找男朋友，后来遇到了她的先生。结婚十几年，依然把她宠得像个孩子。

　　同样家庭环境下长大的三个女孩，婚姻的走向却截然不同。归根结底，是心智模式的不同所决定的。所见即所想，所想即所见，这正是心智模式的核心所在。心智模式影响我们所"看见"的事物，决定我们看事情的角度、高度、尺度，同时影响我们的抉择。

当你觉得"男人不可信"，那么你看到或遇到的都将会是带给你欺骗和伤害的男人；同样，相信"婚姻是爱情的坟墓"的人，在婚姻中就会不断地验证婚姻带来的创伤和不幸，自然与幸福无缘；父母觉得孩子实在不怎么样，孩子的行为果然就一天比一天糟糕。可见，心智模式决定着婚姻和生活的品质。

心智模式对我们的成长、生活、学习、工作、恋爱、婚姻，都起着至关重要的作用。只有改善心智模式，才能真正改变你的人生，重新定义你的人生走向。

我们在生活中，如何改善自己的心智模式呢？

● **保持自省，把镜子转向自己**

我们每个人都有两面镜子，一面是我们生活中的镜子，用来正衣冠、正容貌，每天洗漱、穿衣、出门时，我们都不会忘记照一照，以修正自己的外表。还有一面镜子，它看不见、摸不着，深藏于我们的内心，这面镜子叫"心镜"，用来修正我们的内心。我们常用这面镜子去照别人，看到别人的缺点和不足，却很少照自己。现在要把镜子转向自己，遇事不责备，也不自责，而是停下来观察自己的内心，看看自己的思维方式和行为模式，保持自我反省和自我纠正。

● **学会转念一想，换位思考问题**

就像镜子的正反面一样，任何事情都有两面性。凡事多问问自己为什么会这样做，学会换个角度思考，在这件事上我还可以怎么说，如何做？是否还有更好的办法？如果下一次发生类似的情况，我应该怎么处理，如何解决？

同时要学会换位思考，要站在对方的角度去思考，他为什么会这么做，他是怎么想的，他这么做的目的是什么。如果我是他，我也会这么做吗？我应该怎么做？换位思考有助于我们看清事情的本质，完善我们的思维模式。

● **改变外部环境，保持豁达的心态**

有句话说，比海洋更广阔的是天空，比天空更广阔的是人的心灵。有的人很有才华，但是不够豁达，听不进别人的意见，也不愿和与自己性格不同的人交往，这样做会固化自己的思维模式和行为模式。我们遇到问题的时候，不要故步自封，而应该敞开心扉，看看同样的事情别人会有怎样的解读和处理方式，从而获取不同的信息，拓宽自己的格局。

改善心智模式不能急于求成，它需要我们不断地实践，不断地改进。每个人都逃脱不了心智模式的控制，我们只有完善自己的心智模式，才能不断突破，成就自我。

要想活得明白，先接纳内在的阴影

世界上没有两片完全相同的树叶，也没有完美的人。
发自内心地接纳不完美的自己，你的光芒才会绽放。

人们所有的痛苦多来源于对自己的不接纳。

每个人都有自己的优点和不足，知道自己并不完美，却不知道如何接纳自己。世界上，有太多的人学不会接纳和认可自己。

在一次成长课上，我认识了一位女孩。她身材高挑、皮肤白皙、漂亮时尚，一进门就吸引了众人的目光。当得知她在一家大公司身居要职，年仅 28 岁就拿着 50 万元的年薪时，大家都羡慕上了。这么优秀，她是怎么做到的？

分享时女孩却说，她觉得自己不够优秀，时常觉得自己不如别人。她对自己要求很高，任何事情都要做到完美，稍有差池，就非常自责、难受，很难原谅自己。尽管在别人看来，她已经很棒了，但她却对自己不满意，也不开心。

自小父母对她寄予厚望，要求非常严格，她也一直严格要求自己。她很聪明，又很努力，一路走过来，学习和工作都非常出色。她说自己长期以来，就像一根橡皮筋一样绷得紧紧的，现在，她觉得那根橡皮筋快要断了。她想要让自己放松，却总是做不到。每当事情有一点不完美，就会陷入自责和内疚的旋涡。

这么努力又这么优秀的女孩，为什么也不能接纳自己呢？

稳定良好的自我认知和不良的自我认知，大多都是由早年的成长经历造成的。

从我们出生起，就不断受到周围环境的影响，特别是养育者的影响。在婴儿期，若孩子的需求总是能得到很好的满足，那么他就会认为自己很棒。长大一些，孩子在与父母的互动中，如果持续性地得到父母的欣赏和接纳，孩子就会自信，同时拥有很好的自我认同。反之，如果父母给孩子灌输的是，必须达到什么条件或者标准，才会认为他们做得好，并给予认可或赞赏，若达不到就会批评和指责，那么孩子就很难形成一个良好的核心自我。

　　小时候，我们可能没有机会学习自我接纳，容易受环境影响。但是长大以后，我们可以选择接纳自己，任何时候，我们都要看到自己的价值。

　　接纳自己是勇敢做自己，而不是做生活的受害者。

　　当我们开始接纳自己，内心就会发生微妙的变化，你会感受到平和与喜悦。试着去感谢你所遇到的每一个人，在心中送上最诚挚的祝福，让你的爱自然流淌，直至充满你的内在。

　　世界上没有两片完全相同的树叶，也没有完美的人。发自内心地接纳不完美的自己，你的光芒才会绽放。

　　还有这么一个女孩，出于对心理学的热爱，她跟着世界知名的心理学大师认真学习各种课程。她努力好学，每次课后，都收获满满。可是有一天，她向老师提了这么一个问题："老师，我知道应该接纳自己，我做了很多练习，在很多方面仍然无法做到自我接纳，我觉得自己不够聪明、身材不好、皮肤不白，我真的特别羡慕那些皮肤白、身材好又很聪明的女孩。这时，我要怎样做到自我接纳？"

　　这个问题很具有代表性，相信很多人都有这个疑问，可能你看了很多书，做了很多练习，仍然对自己不满意。如果现实中的我们和理想中的我们的确有差距，我们要怎么去接纳和喜欢自己？我

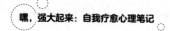

们需要改变自己吗？

心理学大师告诉她："跟着你的内心走，如果你认为自己需要改变，那就行动起来吧。"

老师和女孩制订了一系列"自我接纳，改变计划"。老师让女孩想象自己最理想的状态，希望成为怎样的自己，并把它记录下来。女孩写了希望自己变得更聪明、更有智慧，身材匀称性感，皮肤细腻白皙，英文流利，足够自律，记忆力好，情商高，善于交流，情绪稳定，意志力强，执行能力优秀等十几个希望改变的特质。老师陪着她把每一项拆开来看，能够做些什么去达到理想的特质。

希望自己的身材匀称性感，就去健身、改变饮食习惯。最简单的办法，每天去跑步，坚持跑 5 公里，几个月后身材就会有很大不同。或者去健身房找私教，量身定制健身方案，每天坚持去健身房锻炼。

希望自己皮肤细腻白皙，就要更细致地护理皮肤，选择适合自己肤质的护肤品，出门要做足防晒，每天敷面膜，补充维生素 E，早睡不熬夜。

希望变得更聪明，更有智慧，就要多学习、多看书、多思考，提升自己，并把当天的思考记录下来。每天至少阅读 1 小时，做读书笔记。每周至少看 3 部电影，写观影笔记。同时提升工作能力，和聪明的人交往，汲取他人的优秀之处。

希望自己英文流利，就要保证每天的英语学习时间。比如，去报个口语班，平时利用好碎片时间听英语，洗漱时、做饭时、跑步时、坐车开车时……都可以听英语，看英文电影和电视的时候，把字幕贴上，用耳朵听。

……

乍一看，感觉要做的事太多，但我们把每项内容一个个细化并做好时间管理时，会发现每天要做的并不多。只不过是利用好平时的碎片时间、刷手机的时间、空闲的时间，用来做这些更有意义的事。

万事开头难，如果你想要改变，最重要的就是行动起来，并坚持下去。一旦行动起来，就会获得之前从没有过的成就感，由此产生良性循环。坚持一段时间你会习惯这个状态，并享受它。

一年后，当老师再次见到这个女孩时，她有了惊人的变化。凹凸有致的身材、细腻白皙的皮肤，一件淡雅的连衣裙穿在她身上也显得格外楚楚动人，课堂上她用一口流利的英语和老师交谈，敏捷的思维让人赞叹不已，偌大的会场，她整个人都在闪闪发光，几百人里一眼就能注意到她。

接纳自己不是完全对现状不管不顾，放任自流。

接纳自己是发自内心地爱自己，在爱自己的基础上提升自己，在力所能及的范围内取得进步。

学会自我接纳，对每个人来说都是非常重要的事。接纳真实的自己，你才会爱上自己。接纳自己，你的生命才会拥有更多更强大的能量。

那么，怎样才能更好地接纳自己呢？

● **我不必变得"正常"，我只要做"我自己"**

每一个人都是独一无二的。所谓的"正常"其实是一种限制，我们不必和其他人一样。你羡慕别人的时候，可能别人也在悄悄地羡慕你。永远记得要做最好的自己，跟着自己的内心走。问问自己想要什么，喜欢做什么，你认为是正确的，那就去做吧，去努力吧。

● **不过分追求完美，允许自己犯错**

不过分追求完美，凡事尽力就好。我是人不是神，我允许自己犯错，不内疚、不自责，不自我攻击。犯错也是一种成长，每个人都是在错误中学习和成长的。做事努力尽力，累的时候记得休息。给自己放个假，让大脑放空，哪怕仅仅是看场电影，或者听听喜欢的歌。

● 每天对着镜子里的自己说：我喜欢你！

或许你觉得自己的眼睛不够大，或许你认为自己的皮肤不够白，或许你感觉自己太胖了，或许你希望自己可以更高一点……不只是你不完美，这个世界上的每个人都不完美，即使不完美也要自信满满。每天对着镜子里的自己大声说："亲爱的，你就是最棒的！我喜欢你！"

● 设定一个目标：每天进步一点点

生命像河流一样，是不断前进的。我们都希望自己能够向更高更好的未来前进。那么，从今天开始为自己设定一个小目标吧，每天进步一点点。比如，早上早起半小时为自己做顿营养早餐，比如开车的时候听听英语，比如每天坚持阅读半小时。

● 遇到困境时，直面不逃避

困难是人生的功课，也是人生不可避免的事情。遇到困境时，不必无助更无须悲伤，悲伤也是一种逃避，没有营养也没有力量。让自己冷静下来，寻找原因和解决办法。或者找可靠又有能力的朋友聊聊，说出你的困难，看朋友是否有好办法。你努力了也尽力了，事情依然没有好转，那就接受它，放松并等候时机。

作家伊丽莎白曾说过："人好像彩绘玻璃窗，当外头有阳光时，玻璃窗看来闪闪发亮。然而一旦黑夜来临，只有从里面发光，它

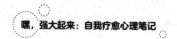
们真正的美才会显露出来。"

只有学会接纳自己，我们才能打开内在的灯光。

和不完美的自己和解，就会迎来人生的蜕变。

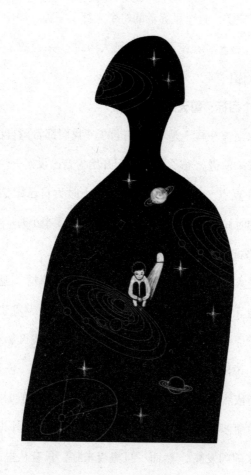

窥视内心，发现一切奇迹之源

自信可以成就一个人，让他从平凡走向伟大。

强者不一定是胜利者，但胜利迟早都属于有信心的人。

爱因斯坦曾说过，自信是向成功迈出的第一步。

自信对我们来说非常重要，无论是在学习还是生活中，爱情还是事业上，要想达到自己的目标，实现自己的愿望，最重要的就是自信。对自己充满信心，相信自己一定可以成功。自信的人，会由内而外地散发出一种迷人的光彩，无论遇到多大困难和挑战，依然百折不挠，深信自己一定可以。

关于自信的神奇力量，在心理学上叫杜根定律，是指你相信

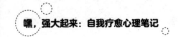

自己能够成功，你就一定会成功。杜根定律是由美国职业橄榄球联合会前主席 D. 杜根提出的，他曾说过："强者不一定是胜利者，但胜利迟早都属于有信心的人。"一个人的成败很大程度上取决于他是否自信，是否充满了必胜的信念。而自卑会扼杀人的聪明才智，消磨其意志。自信对任何人来说都是非常重要的，自信可以成就一个人，让他从平凡走向伟大。

我大学毕业刚参加工作时，在一家杂志社当编辑。在工作中，我认识了很多优秀的老师和朋友。其中让我印象最为深刻的是一位叫郑小琼的女孩，那时的她是诗歌界的一颗新星，大家都亲切地叫她打工诗人。而现在的她，早已是国内著名的诗人、作家，而且还担任广东省《作品》杂志社的社长。当时我们杂志社的主编是一位颇有名气的作家和诗人，主编是爱才之人，对有才华的年轻人总是有一种偏爱，郑小琼便是我通过主编认识的。

第一次读郑小琼的诗，是那首著名的《打工，一个沧桑的词》：

写出打工这个词 很艰难

说出来 流着泪

在村庄的时候

我把它当作可以让生命再次腾飞的阶梯

但我抵达它

我把它 读成陷阱 或者伤残的食指

⋯⋯

带着梦境和眺望

在海洋里捞来捞去

捞到的是几张薄薄的钞票和日渐褪去的青春

⋯⋯

她的诗忧伤中带着倔强，带着生活的沉重感，读起来让人心疼。我不禁对这个女孩越发好奇。后来在杂志社举办的一次读者见面会中，我见到了她，和照片中一样的清瘦、秀气、文静，她的成长经历让我肃然起敬。

郑小琼出生于四川省南充市一个清贫农家，为了减轻父母的经济压力，2001 年中专毕业到南方打工。最初，她在东莞的一家五金厂打工，从早上 7 点半工作到晚上 9 点半，十几个小时只有吃饭时才能稍稍休息一下。流水线的工作就是日复一日地做同一个工作，重复同样的动作，从机台上取下两斤多重的铁块，再按机器的开关轧孔，最多时一天她打过一万三千多个孔。

第一次写诗，是郑小琼在这家五金厂打工时，有一次她的手指不小心被车刀碰了一下，半个指甲瞬间就没了。郑小琼被工友们送去小镇的医院，在医院里她见到了太多的工友，有的工友在工作中身体某部分被机器所伤，有的工友几根手指都没了，她是受伤程度最轻的一个。在医院的日子，终于有了空闲时间，工友们的状态和自己手指受伤这件事让她对生活有了恐惧，她开始思考，那些思考最后都变成了文字，变成了诗。她下决心要用诗歌帮助在流水线打工的工友们呐喊，用诗歌改变自己的人生。

后来，郑小琼离开了五金厂，几年间辗转于南方各个城市和流水线之间，五金厂、家具厂、塑料厂……不管在哪个工厂，不管做什么工作，也不管工作的时间有多长，郑小琼再也没有停止写作。每天 12 个小时的工作时间，回到集体宿舍工友们聊天休息，郑小琼趴在床上写作，日复一日地坚持用诗歌记录自己的所思所想。那些闪闪发光的思想和文字，便是在这样的环境之下迸发出来的。无论遇到任何困难，她都不放弃写作，她相信自己一定会成功，一定会有美好明亮的未来。

在郑小琼多年的努力和坚持下，她真的成了诗歌界一颗闪闪发光的新星，她和她的诗被越来越多的人关注。她的多篇散文和诗歌发表于《诗刊》《山花》《星星》《诗选刊》《散文选刊》等知名刊物上。

几年后，我离开了杂志社。但我一直在 QQ 和微博上默默地关注着那个叫郑小琼的女孩。我知道她出版了诗集和散文集，她的诗获得过很多奖。两年前，我在报纸上得知，郑小琼破格被广东著名的文学刊物——《作品》杂志聘为杂志社副社长。这不是一本普通的杂志，而是由广东省作家协会主管且主办的一本文学杂志，是广东省文学圈的标杆。真是太了不起了，我由衷地为她感到高兴。

每当我遇到困难和挫折的时候，想想他们，我的内心就充满了感动和力量。我永远都记得郑小琼在工厂做着最辛苦的工作，眼睛里依然绽放着自信的光芒。虽然我们很少见面，但她那种为了梦想百折不挠的精神，一直感染和激励着我。

哈佛大学曾做过调查，事情成功与否，85%取决于态度，15%取决于智力。有一位哲学家曾说过，一个人，从充满自信的那一刻起，上帝就伸出无形的手在帮助他。自信心对我们每个人都太重要了。自信可以让平凡的我们神采奕奕，自信加上坚持，会让我们的人生闪闪发光。

当我们自信心不够的时候，要怎么做才能重建自己的自信心？增强自信心，大家可以从以下几个方面做起。

● **强化自己的优势**

每个人都有优势，也有不足。自信心不够的人，通常只看到自己的不足，而忘了自己的优势。拿出一个小本子，把自己的优点一个个写下来。至少要找出自己的 10 个优点，写得越多越好，越细致越好。把这些优点大声地读出来，对自信心会有很大的提升，在心理学上，叫"自信心蔓延效应"。

● 看着对方的眼睛说话

眼睛是心灵的窗户。当你看着对方眼睛说话的时候，会让人感觉到你是自信的、坦诚的、真挚的、彼此尊重的；而当你的目光飘忽不定的时候，会让人感觉到你是胆怯的、躲闪的、敷衍的、缺乏礼貌的。说话时看着对方的眼睛，不仅能让人感觉到你的自信，在眼神和眼神的交汇中，语言也会变得更有温度，让我们更能了解彼此的心意。

● 提升和保持良好的外在形象

良好的外在形象同样是增强自信心的法宝。良好的外在形象包括健康的身体、整洁的服饰、干净的皮肤、得体的举止。如果太胖了，就去健身；穿适合自己身材的衣服；好好护理自己的皮肤；保持健康的饮食，早睡早起；走路抬头挺胸、目视前方。当我们的外在形象越来越好时，自信心也会跟着提升。

● 珍惜每一次当众发言的机会

自信心不够的人，都有一个显著特点，就是害怕当众发言。如果你之前都选择靠后的位置，那么下一次，一定要选择前排的位置。有研究显示，喜欢坐前排的人更自信主动，也更容易成功。坐在前排的人，也更容易获得发言的机会，每一次发言都会让你的自信心随之提升。当众发言，同样是增强自信心的法宝之一。

● **把大目标细化成一个个小目标**

　　在不同的阶段、不同的时间，大家都会给自己树立不同的目标。当目标太大或太远的时候，会觉得遥不可及，容易感到沮丧。这时，不妨把大的目标拆分成一个个清晰可见、容易执行的小目标。把年度目标细化到每月每周的目标，每完成一个目标，就给自己奖励。看着目标一个个完成，你会发自内心地觉得自己很棒。

　　培根说，深窥自己的内心，而后发觉一切奇迹在你自己。

　　从现在开始，每天都要告诉自己："亲爱的，你今天真棒！"

期待和赞美能产生奇迹

你期待什么，就会得到什么。

当你投注在自己或他人身上的期待足够强烈时，这份期待就会成真。

喜爱电影的朋友一定看过奥黛丽·赫本主演的《窈窕淑女》，这部电影改编自萧伯纳的戏剧剧作《卖花女》，主要讲述了一位语言教授用 6 个月的时间，将一名粗俗的街头卖花女培养成高贵名媛的故事。

赫本饰演的卖花女伊莉莎原本家境贫寒、身份低微、语言粗俗，她每天到街头叫卖鲜花，赚点钱补贴家用。伊莉莎生活中最大的追求，就是拥有一间能够遮风挡雨的房子，能到花店去当一名店员。但奈何她的口音粗俗，只能在马路边兜售鲜花。

一天，在街头卖花的伊莉莎，因为粗俗的口音引起了语言学家希金斯教授的注意，希金斯教授能凭借别人的语言发音，来判断他们的出身和住址。他和朋友皮克林上校打赌，自己仅需要 6 个月的时间，就能把这位粗俗的卖花女改造成仪态高贵、谈吐优雅、上流社会的贵夫人。皮克林上校表示，如果 6 个月后伊莉莎能以贵夫人的身份，出席大使游园会而不被人识破，他愿意承担一切费用。

伊莉莎为了能改变口音进入花店工作，便答应了希金斯教授的请求。希金斯教授从最基本的字母发音开始教起，对伊莉莎进行严格的训练。一段时间后，伊莉莎真的从内到外发生了翻天覆地的变化：她由一个散漫粗俗的女孩变成一个口音标准、高贵优雅的名媛淑女。当她回到以前的住处，见到以前的邻居、友人时，没有一个人能认出她。

不久，大使游园会召开的日子到来了，一身名媛打扮的伊莉莎成为全场瞩目的焦点，她高贵优雅的气质和言谈举止令众人倾倒，大家纷纷猜测，她是一位匈牙利公主。

《卖花女》也叫《皮格马利翁》，它是萧伯纳戏剧里最出名的一部，上演后引起轰动，连续演了 118 场。萧伯纳说，卖花女和淑女之间的区别，不在于其行为举止，而在于她被如何对待。

心理学中有一个著名的皮格马利翁效应，电影的主人公伊莉莎的转变，向我们生动地展现了皮格马利翁效应对一个人的正面影响。皮格马利翁效应也被称为"罗森塔尔效应"或"期待效应"，指期望和赞美能够产生奇迹，当你投注在他人或自己身上的期待足够强烈时，这份期待就会成真。

皮格马利翁效应，源于古希腊寓言里一个美丽的故事。相传，有一位塞浦路斯国王名叫皮格马利翁，他精通雕刻技术，雕刻的作品惟妙惟肖。皮格马利翁希望有一位美丽的少女来做他的皇后，但让他心动的人一直没有出现。这位精通雕刻的国王开始用象牙雕刻他梦想中的美丽少女，终于有一天，一位美丽动人、栩栩如生的少女雕塑在他的手中诞生了。

皮格马利翁爱上了雕塑少女，他给她起名叫伽拉缇，为她穿上漂亮的衣服、戴上美丽的首饰，并且一遍一遍地亲吻她，向她吐露心声：你若是我的妻子该多好啊！皮格马利翁每天向爱神阿芙洛狄忒祈祷，期望爱神可以赋予雕塑生命。终于，他的真诚与坚持打动了爱神，在爱神节那天，雕塑少女变成了活生生的人。

后来，美国著名心理学家罗森塔尔，把它称之为"皮格马利翁效应"。这个效应在现实中的效果如何？为此，罗森塔尔特意做了一个试验。他和助手到一所乡村小学，选了两批学生，把名单交予校方和老师。罗森塔尔告诉他们，其中一张名单上的学生智力平平；而另外一张名单上的学生，智商和能力都很优秀，一定要重点培养。并叮嘱他们，名单不可向外透露。

8个月后，罗森塔尔回那所小学去，发现重点培养名单上的学生在智商测试中，都比第一次大幅提高，在学习成绩、自信心、求知欲等方面也更优秀，大大超越了名单上智力平平的学生。

而这个试验的特别之处在于，"重点培养"名单上的学生是随机抽取的；而"智力平平"名单上的学生，是特意选出的优秀学生。名单左右了老师对学生的看法和期待。得到重点培养的学生，被老师寄予了更多的关注和更高的期待，老师对学生的态度从而影响到学生的学习态度，使得学生向老师期望的方向进步。

皮格马利翁效应的本质是通过表达和传递期望，使一个人按照你所期望的方向发生变化。在孩子的教育上，父母不管在任何时候传递给孩子的信息都是正向的，比如，当父母不断告诉自己的孩子，他是个特别聪明又优秀的孩子，孩子自然就会向父母期望的方向努力。当父母总是抱怨孩子不听话、不聪明或笨时，孩子就真的会认为自己很笨，一步步向父母期望的笨的方向发展。

我们对自己的期待也一样，如果我们相信自己会成功，相信自己会幸福，那么我们就会朝着成功和幸福的方向发展。如果我们告诉自己，你的人生是失败的，你不可能成功，也不可能幸福，那么现实也会如你所愿。

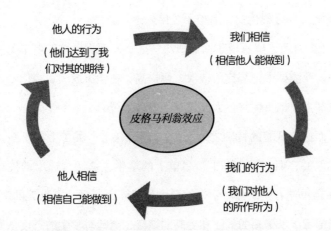

皮格马利翁效应的强大作用是，你期望什么，就会得到什么。它可以运用在亲子关系、夫妻关系、自我成长等方面，生活中我们要怎样运用皮格马利翁效应呢？

自我激励时，你可以这样做：

● **记住你期待中的自己，并为之努力**

把你理想中的自己写下来，比如：你期望达到的目标，拥有什么特质，过着怎样的生活，有着怎样的未来，把你对自己的期待都详细地记录下来。

想一想，如果想要成为理想中的自己，你可以从哪些方面去努力。把你努力的方向、计划都记录下来，认真去执行。坚持下去，你会看到期待中的自己。

● **每取得一个小进步，都要奖励自己**

任何时候，你都要相信，你一定会成为更美好的自己。

当完成了一个目标，取得了一个进步，无论是大进步还是小进步，都要及时赞美和奖励自己。适度的奖励，是对你努力的奖赏，也会让你更有动力。

在亲子关系中，你可以这样做：

● **强化孩子的优点**

好孩子是爱出来的，是鼓励和赞美出来的，不要吝啬表达你对孩子的爱和期待。比如，你希望孩子把字写好，不是指出他写得差的字，而是找出他写得好的字，告诉他，这些字写得真棒，能看出你认真在写，你一定会越写越好。每个孩子都有自己的优点，多强化孩子的优点。孩子做得好，及时表扬；没有做好，多多鼓励。

● **愿景可以塑造未来**

过高的要求会给孩子造成压力，也会给自己带来焦虑。每个孩子都是不同的，不要拿自己的孩子和别人相比，而是根据孩子的特点，为他提供合适的土壤。他是一棵树，期待他枝繁叶茂；是

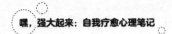

一朵花，就期待他芳香满园。

正如卡尔·萨根所说，我们为我们的孩子提供的愿景塑造了孩子的未来。

在亲密关系中，你可以这样做：

● 不抱怨、不指责，有话好好说

在亲密关系中，很多人的问题是，有话不能好好说，而是抱怨指责；有期待埋在心里，希望对方主动发现。有话好好说是指，表达你的愿望，说出你的期待。赞美和期待会强化正面的行为，抱怨和指责会强化负面的行为。

● 表达你的赞美，保持彼此欣赏

谁都希望和一个欣赏自己的人在一起，谁都希望被爱人看见自己的优点。你对另一半的欣赏，不仅要让对方感受到，更要用语言表达出来。

千万不要做亲密关系中的"差评师"。好老公和好妻子都是夸出来的。把对爱人的赞美挂在嘴边，你越赞美他，他就越容易成为你期待的样子。

永远不要评判别人，因为你不知道他们都经历了什么

你是怎样的人，就会看见怎样的世界。

不要用你的格局去评判别人，不要用你的人生去衡量别人的人生。

苏轼跟佛印是好朋友，经常相互拜访。有一天，苏轼去拜访佛印，他们面对面打坐，苏轼对佛印开了个玩笑："我看你是一堆狗屎。"佛印没有生气，反而微笑着回应说："我看你像是一尊金佛。"苏轼觉得自己占了便宜，很是得意，回家跟妹妹说了这件事。

31

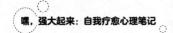

妹妹却说："哥哥，你错了。佛家说'佛心自观'，你看别人是什么，自己就是什么。"苏轼这才明白过来，顿觉羞愧不已。

佛心自观，就是我们所说的投射效应。你眼里的世界，代表着你的内心世界。

朋友小芩最近和老公的关系很紧张，一度吵到要离婚的地步。但两人还是有感情的，彼此也没有犯什么原则性的错误，夫妻俩约我出来聊聊。

小芩认为，二人吵架的根源是老公太不求上进了，自从去年换了工作后，老公每天下班回家就懒洋洋地躺在沙发上刷手机，两个人的沟通越来越少。小芩的工作原则是不进则退，凡事要付出百分之百的努力，她希望老公趁年轻多学习，多考几个证书，拿更高的薪水，换更大的房子，创造更优越的生活条件。

小芩的老公却倍感委屈，他去年新换了一家大公司，职位和薪水都比之前上升了几个台阶。但新公司的工作竞争很大，压力也很大，很多东西需要从头学习，他经常吃饭时还在想着项目上的事。下班后，小芩的老公只想好好休息一下，刷刷手机看看剧。小芩一看到他刷手机，就生气并指责他，为了避免争吵，他干脆就不说话了。

小芩成长在多子女家庭中，家里有三个孩子，小芩排行老二。

家里孩子多，在教育资源的分配上，父母的原则是，谁有能力资源就给谁。小苓从小就是个争强好胜的孩子，哪怕结婚当妈妈了，也毫不懈怠。小苓在事业单位上班，工作稳定轻松，原本可以有更多的时间享受生活。但小苓一路考了注册会计师、教师资格证、营养师、健康管理师……朋友们都说，小苓这是把能考的证都拿下了。

而小苓的老公则是独生子，家里经济条件不错，从小长辈宠着、父母爱着，生活中无忧无虑，成长得顺风顺水。优越的成长环境，让小苓的老公生性乐观，遇事不急不躁。小苓和老公最大的不同是，小苓认为趁年轻要更努力；老公却认为，更好的工作，就是为了更多地享受生活，他常说小苓把自己绷得太紧了。

在小苓和老公身上，我们看到了生活中很多夫妻的影子。他们感情还在，却又争吵不断，归根结底是彼此之间产生了错误的心理投射。其实，当初小苓就是被老公身上那种阳光开朗、乐观淡定的气质所吸引，而小苓的老公则是被小苓上进、不服输的个性所吸引。小苓的成长环境决定了她争强好胜的性格，小苓老公的成长环境，也决定了他淡定乐观的性格。他们当初被对方身上的特质所吸引，在一起后，却又想按自己的意愿去改造对方。

这种现象，就是心理学中的投射效应。投射效应是指以己度人，认为自己具有某种特质，别人也会具备与自己相同的特质，将自己的个性、特点、感情、意志、认知等投射或强加到他人身上，从而出现一种认知偏差。投射效应往往是以自己的心理特征作为认知他人的标准，以自己为标准去衡量他人，最终出现错误的结果。

在人际关系中，"以小人之心度君子之腹"就是一种典型的投射效应。在普通人际关系中，投射效应通常表现为当别人的行为与自己不同时，习惯用自己的标准去衡量别人。比如，心地善良的人，认为别人都是善良的；阴险狡猾的人，认为别人也一样阴险狡猾；经常算计别人的人，认为别人时时处处都在算计他；心思单纯的人，认为别人跟他一样单纯；出轨的人，认为身边的每个人都会出轨。

当投射效应作用在伴侣和孩子身上时，往往就变成了强加的意愿，错误地将自己的想法和意愿投射到伴侣和孩子身上。我身上拥有的优秀特质，我希望你也有；我要求自己上进，希望你跟我一样上进；我有什么志向，希望你也有同样的志向；我认为这样对你很好，你就理所当然地应该接受。比如，老婆做事很细致，她就看不惯老公做事随随便便；老公希望老婆更多地照顾到家庭，他就不能接受老婆为工作奔波忙碌；父母觉得学什么更好，就希望孩子听从安排去学什么；父母觉得学那个没用，即便孩子喜欢也会劝他放弃……

在亲密关系中，人们总是期望另一半主动贴近自己、了解自己，而不是让自己主动去贴近伴侣，了解他的思想和感受。在亲子关系中，父母总希望孩子听从自己的安排，却忘了孩子也是一个独立的个体，有自己的梦想和使命。

人与人之间既有共性，也有个性。如果总是以己度人，把自己的认知、情感、愿望投射到别人身上，我们就无法真正了解别人，也不能真正了解自己，还会伤害到身边最亲近的人。

那么在工作和生活中，我们要怎样做，才能避免对他人出现错误的心理投射？

● 尊重自己，也尊重他人

笛卡尔说，尊重别人，才能让人尊敬。尊重别人，就是尊重自己。就像你对着大山呼唤时，你对它友好，它就友好地回应你；你对它粗陋，它也用粗陋回应你。尊重是对他人人格和自我人格的肯定，也是对他人价值和自我价值的肯定。

● 每个人的想法都很重要

你必须明白，每个人都是不同的，你有你的看法和想法，别人也有别人的看法和想法。你有你的愿望，别人有别人的愿望，要

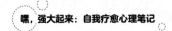

承认和尊重人和人之间的差异性。你喜欢的别人不一定喜欢，你的想法重要，别人的想法也很重要。

尊重伴侣和孩子的想法，不要把自己的意愿强加到伴侣和孩子身上。

● 练习觉察，离开惯性思维

离开投射效应的惯性思维，第一步是练习觉察。当你对某个人或他的某个行为看不惯时，或者你又把自己的观点强加给别人时，试着觉察自己的思维，不评判、不继续，只在心里悄悄地告诉自己："哦，这只是我的想法。"当你仅仅是保持觉察但不去批判对方时，你会发现你对他人的投射也越来越少了。

● 客观地看待问题，学会换位思考

要客观地认识到自己的优势和不足，认清别人与自己的差异性。当你对别人的评判又在心里升起时，不妨问问自己：这是事实吗？是客观存在的，还是自己以偏概全而导致认知上出现偏差？当你这么问自己时，就能以旁观者的角度去观察和分析，让自己的思维保持客观和中立。

遇事学会换位思考，设身处地地站在对方的立场上去看待问题。换位思考可以让我们更理性地看待问题，理解他人，避免自己因主观判断而产生错误的思维和认知。

每个人都不同，切勿以己度人。你是怎样的人，就会看见怎样的世界。

有时，你眼里微不足道的事物，在别人的眼里却有着重要意义。

不要用你的格局去评判别人，不要用你的人生去衡量别人的人生。

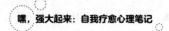
自我疗愈练习

1. 自我观察练习表格 A：

　　请在表格中记录你目前所遇到的问题、由此事带来的情绪、自己当时的想法、引发的行为模式等，这是一个对自己的思维模式和行为模式的认知过程。

自我观察练习表格 A

日期	遇到的问题	当时的想法	当时的感受	当时的行为
6 月 10 日	工作失误，被领导当众狠狠批评	我又不是故意的，犯得着当着所有人面批评我吗	很生气、觉得很没面子	闷闷不乐，找朋友吐槽、抱怨

列举出自己的思想和行为模式，结合本章内容，想一想此时能带给你哪些新的启示。

_____

_____

_____

2. 自我观察练习表格 B：

结合本章内容，换一种思维模式来思考，关于这件事情，我还可以怎么做？会有什么新的想法？由这些想法会产生什么新的感受和新的行为？这个记录，可以帮助你打开思路，形成正向和积极的思维及行为模式。

自我观察练习表格 B

关于这件事，我还可以怎么思考，怎么做	你有哪些新的想法	由此产生的新的感受	由此引发的新的行为
看看有什么方式弥补错误、在哪些方面要更加注意，提升工作能力	我的确不该犯这个错误，应该进行自我批评	以后工作要更认真、细致	马上改正，看看怎么做可以及时弥补和修正错误

（续表）

关于这件事，我还可以怎么思考，怎么做	你有哪些新的想法	由此产生的新的感受	由此引发的新的行为

改变之后的思维和行为模式对你有什么帮助？请总结一下。

_____

_____

_____

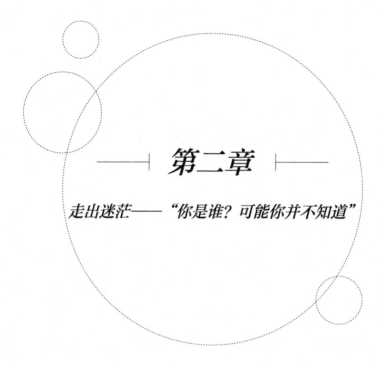

第二章

走出迷茫——"你是谁？可能你并不知道"

叔本华说:"认识自己,是一切智慧的开端。"

认识自己,才能正确全面地看待他人和自己,明确人生的目标和方向。

每一分钟都有一个"笨蛋"上当

人们很容易被外界信息所影响，而看不清事情的本质。

培养自己独立思考和思辨的能力，对接收到的信息学会判断和辨别。

有位朋友对我说，她遇到了一位算命大师，算得超级准。算命大师是同事介绍的，公司很多人都去算过，算过的都说准，她也慕名前往。

朋友说，算命先生看到她时，不等她说话就说："你现在正在为感情的事烦恼，工作生活都挺好，感情有点不顺。"

朋友想："真准啊，我还没说话，他怎么就知道我感情不顺？

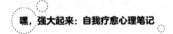

太神了！"

于是，朋友赶快竹筒倒豆子般，把自己的困惑统统说出来，求大师指点。算命大师又说："你很善良，个性上有点优柔寡断，但真的遇到问题时，你又很坚强。造成现在的局面，并不是你一个人的原因，他也有很大责任。"

朋友说："大师说得太对了！那我要怎么办呢？"

大师说："感情的事要争取，也要随缘，是你的赶不走，不是你的留不住。你现在要做的就是顺其自然，时间会告诉你答案。"

讲到这里，朋友又忍不住感叹："太师说得太对了！关键是，他怎么知道我优柔寡断，遇事又很坚强呢？"

我笑着问她："其他找算命大师的同事，是不是也都是年轻女孩，去算姻缘？"

朋友点点头："是呀。"

我再问："算命大师是不是一下子就猜出你们都是为感情问题所困，求指点？"

朋友继续点头："是呀是呀。"

我继续问："大师猜出你们是感情不顺之后，你们是不是都顺着大师的思路就直接说出了自己的问题和困惑？"

朋友说："是呀是呀，你猜得真对。"

朋友的故事让我想起，我刚工作时发生的一件事。有一次单位组织旅游，途中有人提议附近有座寺庙很出名，去许个愿。我和一个女孩本不想去，但大家都去我们也只好去了。到了寺庙，师父说大家今天特别幸运，每个人可以抽签免费请大师解签。

轮到我了，大师问我求什么，我说姻缘吧。大师说我抽的是上上签，我会在两年内遇到有缘人，出去需要为自己点上8盏姻缘灯。门口的小师父带我去交费，点一盏灯要280元，8盏灯要交两千多元。大师说的点灯，就是自己拿着香亲自把寺庙门口放着的一排排灯点燃，大师让你点几盏，你交了钱就去点几盏。

我想，难道不点这个灯，我就没有好姻缘吗？我才不信呢。

出来后发现，只有我和那个本不想去的女孩没有点灯，其他同事都点了。求姻缘的年轻同事，点了8盏灯，中年同事为孩子求好学业、好前程，少则点十几盏灯，多则点20多盏灯。点灯最多的那个同事，一共花了六千多元。我很吃惊，更多的是不解：天哪，这不是明摆着骗人吗，为什么大家还要去花这个钱？

这种现象，就是心理学中的巴纳姆效应。巴纳姆效应是1948年由心理学家伯特伦·福勒提出的，并通过试验证明的一种心理学现象。福勒先对参加试验的学生人格特征进行分析，然后把人格测试的分析内容给学生，他用星座与人格关系描述中笼统的、一般

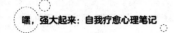

性的词汇进行描述，所有同学的分析内容都是相同的。之后他让学生根据自己的特点，针对这一结果的准确性进行评分，评分标准在 0—5 分之间，最后学生给出的评分，平均达到 4.26 分。

巴纳姆效应也叫星相效应，是指人们通常认为一种笼统的、一般性的人格描述十分准确地揭示了自己的特点。当有人用一些模糊、普遍的形容词来描述一个人的时候，人们往往很容易对号入座，认为描述中所说的就是自己。一位名叫肖曼·巴纳姆的著名杂技师在评价自己的表演时说，他很受欢迎是因为节目中包含了每个人都喜欢的成分，"每一分钟都有人上当受骗"。

巴纳姆效应在生活中应用得十分普遍。传统星相学、占星术中的算命先生往往利用巴纳姆效应来自圆其说。所谓的算命和抽签，其实就是对号入座，花钱买心安。我们经常会在报纸杂志或网络上看到一些星座、血型及心理测试，那些广泛性、一般性和笼统性的描述会让我们对号入座，自我感觉挺准的，描述的结果让我们觉得很满意。

看看下面的一段话，是不是觉得很像你：

"你喜欢有人欣赏和尊重你，这让你觉得开心，对未来充满信心；你喜欢上进和努力的自己，工作上的成就让你感到欣喜，但你希望自己可以做得更好；同时你又很享受放松休息的时间，陪伴朋友和家人，充分的休息会让你更有能量。

有时你是外向的，开朗自信；有时你又是内向的，谨慎保守；在有压力的时候，你难免也会自我怀疑，但是大多时候你都很坚定。工作时的你是成熟稳重的，但你的内心也会保有孩子般的童真，只有在相爱的人面前，你才会展示自己孩子气的一面。你很希望与人建立良好的关系，你很享受人际关系的和谐。"

你的第一反应是不是"哇，说得好准呀"？其实，每个人都这样觉得。

拿算命来说，很多人找算命先生看过后，都认为算命先生说得"很准"。其实，求助算命先生的人本身就容易接受暗示，通常又处在失意、彷徨之时。当一个人的情绪处在低落、失意之时，他对生活失去了掌控感，从心理上更容易依赖他人，也更容易接受暗示。算命先生都是善于倾听和揣摩内心之人，对算命者的情况稍加分析、表达理解，算命者就会感受到一种精神安慰。

算命先生再利用巴纳姆效应中的"笼统性、一般性的人格描述"去揣摩求助者的内心感受，说出一些模棱两可的既往判断和未来预言，用词笼统而抽象，就会使求助者深信不疑。由于求助者常把算命先生视为先知先觉、神的使者，当算命先生"道破既往、点中自己心愿"就会感到算得"准"。

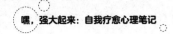

在我们的生活中，经常能看到"巴纳姆效应"。我们容易受到来自外界信息的暗示，并把他人的语言作为自己行动的参照。所以我们总是会借助外界信息来认识自己，而很难了解真正的自己。

怎样才能避免巴纳姆效应，客观真实地认识自己和这个世界？

我们可以从以下几个方面来入手。

● **对于接收到的信息，要有判断能力**

人们每天都会接收到很多信息，关于自己的、别人的、社会的、世界的。有些信息对我们是有价值的，有些信息对我们是没有价值的。

不能对所有的信息照单全收，而是要加以过滤，进行有效的辨别，再为自己所用。培养自己独立思考和思辨的能力，对接收到的信息要学会判断和辨别。

● **通过别人的眼睛，客观地认识自己**

每个人的意识中都有两个自己，自己眼中的自己，和别人眼中的自己。

自己眼中的自己不一定是对的，别人眼中的自己不一定是错的。想要客观地认识自己，就要透过别人的眼睛来看自己。了解自己眼中的自己是怎样的，别人眼中的自己又是怎样的。哪些方面相同，哪些方面不同，这样可以让你更真实和客观地认识自己。

● **认清自己，才能实现更好的自我提升**

　　每个人都有成功的时候，也有失败的时候，成功和失败都是我们进一步认识自己的机会。要从成功的经验和失败的教训中进行分析和总结，是什么导致了你的成功，又是什么导致了你的失败。你的优点和特长是什么，缺点和不足又是什么。看到自己的优点和特长，认清自己的缺点与不足，才能更好地提升自己。

　　美国诗人道格拉斯·玛拉赫说过："如果你不能成为大道，那就当一条小路；如果你不能成为太阳，那就当一颗星星。"愿你做最真实的自己和最好的自己。

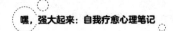

什么是自我？你看不到它

你是否花很多时间认识别人，却忘了认识和了解真正的自己。

你是否活在别人的评价里，而未曾拨开迷雾，去看见真正的自己。

有一次，我的老师给我讲了这样一个故事。

有一天，寺院里新来了一个小和尚。初来乍到，小和尚不知道自己要做什么，他去问方丈："师父，我要做些什么呢？"

方丈看了看小和尚，微笑着说："你先熟悉一下寺院里的众僧吧。"

第二天，小和尚又去见方丈："寺院里的众僧我都认识了，还需要做什么呢？"

方丈对小和尚说："肯定还有遗漏，继续去了解吧。"

三天过后，小和尚胸有成竹地去见方丈："师父，所有的师兄我都认识了。"

方丈说："还有一个人你没认识，这个人对你特别重要。认识他之后再来见我吧。"

小和尚满腹狐疑地出去了，百思不得其解，明明所有的师兄我都认识了，到底还有谁没认识呢。一天，小和尚突然在水井里看到了自己的身影，他顿时明白了方丈的话语。

很多时候，我们就像故事里的小和尚一样，花很多时间去认识别人、熟悉别人、了解别人，却唯独忘了那个我们最应该认识和了解的人，就是自己。

日本设计大师山本耀司说过，"自己"这个东西往往是看不见的，你要撞上一些别的什么东西，反弹回来，才会了解"自己"。

那么，如何才能真正地认识自己呢？心理学上有个帮助我们进行自我认知的工具，叫作乔哈里视窗效应。我们对于自己的认识是一个不断探索的过程，认识自己的能力在心理学上被称为"自我觉察"，是指觉察自己的内心，清晰认识自己的能力，了解自己的感受、情绪、行为，了解自己是一个什么样的人。

乔哈里视窗也被称为"自我意识的发现——反馈模型"，是

1955 年由美国社会心理学家乔瑟夫·勒夫和哈里·英格拉姆提出的理论，并由两个人名字的前几个字命名。

　　两位心理学家从自我的角度对人际关系进行了深入研究，并根据"自己知道——自己不知"和"他人知道——他人不知"这两个维度，将信息分为 4 个窗口，分别为公开区、盲目区、隐藏区和未知区。它通过自己对自己的认知，和他人对自己的认知的分类，让我们知晓如何去自我觉察，提升自我认知能力，客观看待真实的自我。

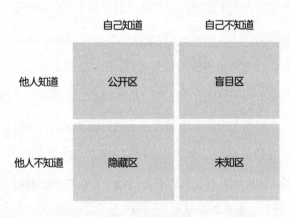

乔哈里视窗

公开区：自己知道、别人也知道的信息。

盲目区：别人知道、自己不知道的信息。

隐藏区：自己知道、别人不知道的信息。

未知区：自己不知道、别人也不知道的信息。

公开区

公开区是在象限的左上角，是自己知道、别人也知道的信息，它代表了自己和他人认知一致的地方。比如，今天是周几、天气如何，你的性别、衣服、发型等。

公开区具有相对性。比如，同事了解的是工作时的你；家人、朋友了解的是生活中的你；而陌生人对你的了解，仅局限于你的外表。例如很多明星，虽然我们没见过，但对他们的个人信息却如数家珍，是因为明星的公开区域比常人更大一些。

盲目区

盲目区是在象限的右上角，是别人知道、自己不知道的信息，也可以称之为借助别人来看清真实的自己。比如，你的衣服背后粘了脏东西，你看不见，但别人能看见。比如，你的某些坏习惯、处事方式等，可能你自己并不清楚，别人却一目了然，这就是个人的盲目区。

盲目区也包括一个缺乏自信的人，看不到自己的优点和长处。

53

如果一个人不去了解别人的反馈或者不愿意听真话，他的盲目区就可能会越来越大。

隐藏区

隐藏区在象限的左下角，是自己知道、别人却不知道的信息，也可以称之为个人秘密。比如，你的某些想法、愿望、计谋、秘密等，这是一个对外隐藏的区域，包括个人生活、思想、感受、成长经历等，自己知道但不希望向别人透露的信息。

隐藏区的开放程度由自己控制，会根据对象的不同，而随机调节自己隐藏区的大小。一个真诚的人也需要隐藏区，完全没有隐藏区的人是心智不成熟的。

未知区

未知区在象限的右下角，是自己和别人都不知道的信息。未知区是尚待挖掘的黑洞，是我们需要探索的领域，包括我们未被觉察的潜能，潜意识里的记忆等。通过对自我认知的不断深入，随着机会的到来，潜能就会得以发挥。

比如，有人刚开始写文章语句不通，经过努力，最终成为优秀的作家，把写作的未知区变成公开区；有人一开始当众讲话时紧张得语无伦次，经过努力，最后成为知名培训讲师，把演讲的未知区变成公开区。

"乔哈里视窗"效应告诉我们，要最大限度地扩大自己的公开区，缩小自己的盲目区、隐藏区和未知区。那么，我们要如何利用"乔哈里视窗"效应，让自己获得更好的成长呢？

● **公开区：尽可能多地去表达自己，了解别人**

在公开区，我们尽可能多地去表达自己，也尽可能多地去了解别人。别人对我们了解得越多，就越容易信任我们；我们对他人的了解越多，就更容易去信任他人。一个善于交往、随和的人，更容易赢得别人的信任，获得更多的合作机会。

比如，同事之间，拓宽自己的公开区，勇于表露自己真实的想法和真实的自己，乐于接受别人的反馈，就能在人际关系中获得更多的支持和信任。

● **盲目区：把他人当作镜子，看清真实的自己**

解锁盲目区最好的办法，就是把他人当作镜子，来看清真实的自己。一是通过他人对自己的态度来反观自己，比如，你认为自己擅长交际，但朋友却很少，说明你的自我认知有偏差。

我们还需积极地寻求反馈。找一张纸写出自己的优点和缺点，再找几个最好的朋友，请他们列出你的优点和缺点，将自己写的和朋友写的列出来对比，就会发现自己的盲目区。另外，我们也可以主动询问他人，比如："在你眼里，我是一个怎样的人？""和我交流你有压力吗？"这些话语都可以帮助我们寻求反馈。

不论是自己还是他人的评价，都是认识自己的工具。评价不一定完全正确，但它们都在尽可能地贴近那个真实的你，帮你扩大你的公开区，缩小你的盲目区。

● 隐藏区：打开旧的自我，迎接新的自我

如果一个人的隐藏区最大，他的信息别人都不知道，只有他自己知道，他将很难得到别人的信任，也很难拥有知心好友。这样的人可能内心封闭，也可能是想保持神秘。勇敢地打开自己吧，把隐藏区打开一些，看看自己到底隐藏了多少秘密，哪些小秘密其实是可以和人分享的。

隐藏区需要你向内一层层地打开自己，打开旧的自我，才能迎接新的自我。

● 未知区：勇于探索自己，让生命拥有更多的可能

生命有无数可能性，重点在于你有没有勇敢地探索自己。我们要尽可能地缩小自己的未知区，让自己的人生有更多的体验，更丰富的探索，更多的可能性。

未知区就像我们的潜意识，虽然暂时看不清，但可以通过更多的觉察和学习，去探索和发现我们生命中的潜能。带着一颗勇敢和好奇的心，保持旺盛的求知欲，主动去学习和探索那些陌生的领

域，你会看到自己的成长，和那个不一样的自己。

生命是一直处在不断发展和变化之中的，一定要记得你还有很多潜能，有一大片未知的领域等着你去探索和发现，向前奔去，拥抱那个更好的自己。

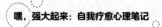
为什么你那么努力，却没一点长进？

比不努力更可怕的是，无效努力。

盲目跟随，路只会越走越窄，独辟蹊径才能成就自己。

郑板桥是清代著名的书法家，他的作品独树一帜，诗书画被人称为"三绝"。他用隶体加行楷，自创了"六分半书"，将书法融入绘画，一生只画兰、竹、石，被世人誉为"扬州八怪"之一。

郑板桥别具一格的书画风格，和妻子的一句戏谑有关。最初，郑板桥只是勤奋地临摹其他书法家的字画，临摹水平甚至可以达到以假乱真的地步，可惜作品依然无人问津。一个夏天的晚上，郑板桥和妻子在家中乘凉，他一边思索一边用手指在自己的腿上写起字来，写着写着就把字写到妻子的身体上了。妻子有点不悦地说："你有你的身体，我有我的身体，为什么你不写自己的体，要去写别人的体？"

本是妻子的一句戏言，却让郑板桥如醍醐灌顶，他想："是啊，每个人都有自己的身体，每个人也有自己的字体，我为什么总是去模仿别人的字体，而不是书写自己的风格呢？"从此以后，他不再临摹别人的作品，而是取各家之所长，结合自己的特点，创作了独树一帜的书画风格。郑板桥自创了"六分半书"，并将书法和诗融于绘画之中，最终自成一家，成为名留千古的书画大家。

郑板桥的故事告诉我们，盲目跟随，路只会越走越窄，独辟蹊径才能成就自己。他在书法上主张，"十分学七要抛三，各有灵苗各自探"，亦适用于现代生活中的我们。在现实生活中，无论是学习、工作、生活还是创业，我们都需要有创新精神，别人的优秀汲取七分，要有自己的风格，才能走向成功。

多年来，刘兵的业绩在公司都是最好的，久而久之，他便没了危机感。今年，公司招了很多90后，朋友劝他要有危机意识，多和老客户沟通交流，在业务上继续精进，毕竟后浪的力量不可小

59

觑。刘兵满不在乎地说，都是多年的老客户了，不需要刻意维护，客户认可的是他这个人，而不是别人。

突然有一天他发现，他的重要客户很多都到了 90 后的同事手里。究其原因，是年轻同事的想法更新颖，处事更灵活，洞察客户的需求更敏锐，做出的项目方案更优质。刘兵这才明白，没有永久的客户，只有优秀的对手，自己错就错在墨守成规，思维僵化而不自知。

很多人在工作上得心应手以后，便对自己完全放松了，不再继续学习，不再追求创新，而只是日复一日地重复，按部就班地做事。你以为你有十年的工作经验，其实你只是"把两年的经验用了十年"而已。

在工作和生活中，大多数人最缺乏的就是创新精神。别人有好方法、好点子，想办法照抄过来；看到别人成功，首先想到的就是模仿；之前犯过的错误，下意识中继续犯；和爱人总为同一件事吵架，每次都在说同样的话，吵同样的架；出现问题，只是跟随惯性而为，不去思考问题到底出在哪里……在心理学中，这种现象叫作"毛毛虫效应"。

现在，请跟随我回答下面几个问题。

在生活中，你是一个墨守成规的人吗？

在工作中，你有盲目地跟随和模仿别人吗？

在工作和学习中，你是否很长时间都在止步不前？

你是否一直都觉得自己很努力，但结果却并不尽如人意？

如果你的回答是"是"，那么说明你已经陷入了"毛毛虫效应"的循环中。你需要做的不是继续埋头苦干，而是抬头看路。停下脚步，看看你是否早已陷入惯性思维和行为的陷阱而不自知。好好地思考一下，问题到底出在哪里。

"毛毛虫效应"来自法国著名的昆虫学家法布尔做的一个试验。他把许多毛毛虫放在一个花盆的边缘上，使其首尾相接，围成一圈，又在花盆的旁边，撒了一些毛毛虫喜欢吃的松叶。毛毛虫开始一条跟着一条，围绕着花盆的边缘一圈圈地爬行，就这样一连走了七天七夜，它们最终因为饥饿和精疲力竭而相继死去。

法布尔认为，毛毛虫们很快就会厌倦这种毫无意义的绕圈，而转向它们爱吃的食物。但遗憾的是，没有一只毛毛虫离开原有的运动轨迹，而转向一旁的食物。在这群毛毛虫里，只要有一只毛毛虫能打破惯性而转向觅食，就完全可以避免悲剧的发生。

后来，科学家通过研究，把跟着前面的路线走的习惯称为"跟随者"的习惯，把因为盲目跟随及惯性的行为和思维，导致失败的现象称为"毛毛虫效应"，也叫"毛毛虫定律"。

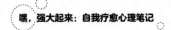

在自然界中，不只是毛毛虫，在旅鼠、鲦鱼身上也会发生类似的"毛毛虫效应"。鲦鱼因个体弱小而群居，并以强健者为首领，科学家将一条强健的鲦鱼大脑中控制行为的部分切除后，这条鲦鱼开始行动紊乱，但其他鲦鱼却仍像从前一样追随它。旅鼠在季节性迁徙中，会排着长长的队伍，最前面的旅鼠哪怕是奔赴大海，后面的旅鼠也不会因此停下来，而是一个接一个地跟着跳下去。

在人类社会中，"毛毛虫效应"也在随时发生。看到别人投资赚钱了，想也不想就跟着做，结果血本无归；看见别人结婚生子了，就急着去相亲，为了结婚而结婚，最后把婚姻变成了牢笼；明明在一个公司发展得很好，突然领导要走了，便不计后果地跟着领导跳槽，结果越跳越差……很多人，在工作和生活中，习惯了做一个跟随者，脚上穿着自己的鞋，却一直在走着别人的路。最后路越走越窄，牢牢地把自己困在其中。

巴菲特有句话，当惯性起作用的时候，理性通常会萎缩。生活中，许多人就像不停转圈的毛毛虫一样，没有自己独立的思维和行为方式，更没有创新精神，也不会停下来想自己为什么要那么做，而是不假思索地追随着别人的脚步。

他们从来都没有明确的目标，也没有坚定的信念，只是随波逐流、人云亦云，因此导致自己一生碌碌无为。那么，我们应该如何摆脱"毛毛虫效应"呢？

● 比不努力更可怕的，是无效努力

有人为了给领导留下好印象，常常主动留下加班。实际上没做什么，只是装出努力的样子。但在领导眼里，他加班是因为工作效率低下，部门裁员时，第一个裁掉的就是他。比不努力更可怕的，是你的无效努力，其实只是在耗时间而已。

努力不是做给别人看的，也不是为了感动谁，而是实实在在去做，用成绩来证明自己。与其无意义地加班，不如找准方向提升自己，让大家看到你真的有进步。

● 打破惯性行为，让生活多一些改变

生活中，我们的一言一行，都在受惯性思维和行为的支配。上下班不自觉地走同样的路线，去熟悉的餐厅吃饭，每次都选同一个位置；咖啡每次都喝同一个口味，穿同一个品牌的衣服，去同一家电影院……

打破惯性行为的最好方法，就是让生活多一些改变。试着走不同的路线，去不同的餐厅，坐不同的位置，尝试新的菜式，改变一下发型和穿衣风格……每一次的改变，都会让你有新的感悟和新的发现。

● 跳出惯性思维，培养创新能力

法布尔曾经说过，走别人走过的路，固守原有的认知模式只有一条路，那就是死路。摆脱"毛毛虫效应"，最重要的就是要培养创新思维和创新能力。

只有打破惯性思维，才会有新的收获。打破惯性思维的最好方法，是让解决方案变得多样化，尝试逆向思维，换个角度看问题，往往能有意想不到的收获。当思维的局限性被打开以后，新的思路和灵感将会源源不断地到来。

● 学会独立思考，保持怀疑精神

英国作家毛姆曾说过，就算有 5000 万人声称某件蠢事是对的，这件蠢事也不会因此成为聪明之举。

一个人要学会独立思考，保持怀疑精神，不盲从权威，不人云亦云，是非常重要的事。有思考才会有质疑，有质疑才会有进步。保持对生活的觉知，遇事多问为什么，想想什么才是自己真正想要的和需要的，不要为了取悦他人而去做决定。

每个人都是独一无二的，不要做生活的追随者和模仿者。努力做人生的开创者，走你自己的路，活出你自己的样子。

最怕的其实是你最希望的

<u>人生最大的敌人不是别人，而是你自己。</u>
<u>打败你的不是困难的事情，是你对于未知的恐惧。</u>

人们都害怕失败，渴望成功，这似乎是不变的真理。但如果我告诉你，实际上，人们不仅害怕失败，也害怕成功，听起来是不是有点不可思议？

乐乐大学毕业后，听从父母的安排，进了事业单位工作。乐乐对于这份工作，说不上喜欢，也说不上不喜欢，上班认真工作，下班约闺密逛街。在朋友眼里，乐乐别提有多幸福了，工作稳定轻松，生活平静无忧，是父母的掌上明珠。只有乐乐自己知道，

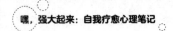

她的内心一直有个渴望，她想当一名空姐。

一天，乐乐得知当地的航空公司在招聘空姐，便向单位请假悄悄去应聘。乐乐的外形和英语都不错，顺利地进入最后的培训环节。培训两周后，看大家的表现决定是去是留。培训结束后，乐乐幸运地收到了航空公司的录用通知，她真的可以当一名空姐了！但让人不解的是，几天后，乐乐竟然放弃了这个期盼已久的机会，仍然留在原来的单位工作。

你是否也有过乐乐这样的经历呢？明明很想达成某个愿望，并为之付出了很多努力，但在机会真正来临的时候，却选择了放弃和逃避。这种现象，在心理学中称为"约拿效应"。现实生活中，很多人在期盼已久的机会到来时，会产生一种不安、恐惧甚至是逃避的心理，美国著名的社会心理学家马斯洛，把这种现象称为"约拿效应"，也叫"约拿情结"。

约拿是《圣经》里面的一个人物，他是一个虔诚的基督教徒，一直期盼着能够得到上帝的差遣。一天，上帝终于给他派了一个光荣的任务，他派约拿到尼尼微城去为自己传话。这是一个很神圣的使命，也是一种至高的荣誉，更是约拿平日向往和期盼已久的机会。可是在机会真正来临时，约拿却感到了一种恐慌和害怕。他认为自己不行，想逃避即将到来的成功，推掉了突然降临的荣耀。最终，约拿经过几番权衡之后，选择了放弃和逃避。约拿拒绝了这个任务，逃跑了。他因此受到了上帝的处罚。

"约拿效应"是指，人们在从事一件艰巨任务或一份伟大事业时，往往会因为缺乏自信而产生一种畏惧的心理。约拿效应是普遍存在的一种心理现象，它表现为对成功的恐惧，是一种面对成功时害怕和逃避的心理现象。这种心理现象，导致人们不敢去做自己本来可以做好的事情，从而放弃成功的机会。

就像故事里的乐乐一样，她想当一名空姐，并为之努力，当机会真的来临时，其内心又感觉到不安、恐慌、迷茫，最终选择了放弃。心理学家说过，"约拿情结"发展到极致，就是"自毁情结"，在面对成功、荣誉、幸福等美好的事物时，内心总是出现"我不行""我不配"等消极念头，最终选择了逃避。

我们大多数人内心深处都藏着"约拿情结"。心理学家分析，这是因为在我们小的时候，遇到困难时内心容易产生"太难了""我办不到"等念头，如果周围没有人鼓励我们，为我们提供足够安全的成长机会，这些想法将一直伴随着我们。尤其是当成功的机会来临时，这些心理表现尤为明显。因为抓住成功的机会就意味着要付出很大的努力，还要面对未来不可预知的变化，承担可能导致失败的风险。"约拿情结"也是一种让人们的心理压力得以平衡的表现。

马斯洛曾经在讲课时提过一个问题："谁希望写出美国历史上最伟大的小说？""谁渴望成为一位伟人？""谁想要成为美利坚的伟大领袖？"

当这些问题被提出来之后，并没有人附和，学生们通常的反应都是红着脸笑。这时，马斯洛又问："你们正在计划写一本杰出的心理学著作吗？"学生们支支吾吾，搪塞过去。

马斯洛继续问道："难道你们不想成为心理学家吗？"这时终于有人小声回答说："当然想啦。"

马斯洛说道："那么，请问你是想成为一位不苟言笑、谨小慎微的心理学家吗？你觉得这样好吗？那并不是一条通向自我实现的理想途径。"

马斯洛发现，很多人在自我实现的路上，存在着一种渴望成功又害怕成功的纠结心理。马斯洛对此进行了较为深入的研究，他在《约拿情结——理解我们对成长的恐惧》中说道："约拿情结是一种复杂的心理现象，它的存在也许有一定的合理性，不过，从自我实现的角度来看，这是一种阻碍自我实现的心理障碍因素。"

那么，在生活、学习和工作中，当梦寐以求的机会到来时，我们要怎么做，才能够如何克服内心深处的约拿情结？

● 平时多写成功日记

每一个大成功，都是由一个个小的成功累积起来的。例如，平日胆小的你勇敢地发言了；终于完成一个工作中的小目标；今天你又看完了一本书……这些都是你生活里的成功经验。把每一个小的成功都记下来，给自己积极的评价。写成功日记，是增强自信心的法宝，同时会把成功的意念根植于你的大脑里。

● 直面内心的恐惧

每个人都体验过恐惧，想要成功，就必须直面恐惧，战胜恐惧。

直面恐惧有个好方法，就是把你的恐惧和担心写下来。问问自己，你到底在害怕什么，担心什么？你害怕和担心的事情，是真实发生的，还是想象出来的？然后再一一找到应对和化解的办法。很多时候，恐惧都是自己想象出来的，你并不是害怕某件事，而是恐惧你自己内心的想法。认识到这一点，害怕和恐惧就会减轻或消失。

● 接纳失败的自己

当你因为约拿情结而错过一个特别好的机会时，也请对自己宽容，接纳自己的平庸和失败。每一次的失败，都是你走向成功的阶梯。在失败中总结经验教训，克服困难提升自己。成长和成功都是一个循序渐进的过程，如果你真的没有准备好迎接成功，那就接纳自己的不成功，再多给自己一次机会吧。

● 不给自己的人生设限

打开自己的格局，不给人生设限。格局包括一个人的眼光、胸襟、胆识、认知，以及看待事情的深度和广度，打开格局，同一件事情，你会有不一样的思索和发现。

不要给自己的人生设限，并不是什么年纪必须做什么事，只要你愿意，生命的每个阶段都可以有无限可能。不设限的人生，才会有更多的智慧和更多的可能。

生而自由，你的头顶是天空，不是牢笼

被鸟笼捆绑的不仅是生活，更是我们的心。

遵从自己的内心，该拒绝的时候就要勇敢地说 NO。

闺密出国，给诗诗带了一条夏天用的小丝巾，听说价格不菲。

某天，诗诗和闺密喝下午茶，闺密戴着丝巾，好美！诗诗想着闺密送的丝巾，一直放着不戴感觉有点对不起闺密。回家就把丝巾翻了出来，可是诗诗平时不戴丝巾，不会系呀。于是她上网找到丝巾的 12 种系法，把每种方法都学了一遍。诗诗系好丝巾，发现衣服和丝巾不太搭，诗诗的衣服都偏甜美风，丝巾适合欧美风。

第二天下班回家路上，诗诗去买了条欧美风的裙子。为了达到最完美的效果，索性又买了鞋子、包包来搭配，买完又重新做了头发。周末，诗诗和闺密约会，她想给闺密一个惊喜，全新的穿搭，戴上闺密送的小丝巾，完美！诗诗见到闺密后，赶紧把丝巾取下来，她真的不习惯脖子上系丝巾，感觉太束缚了。闺密说，其实她也不喜欢脖子上系丝巾，还是自由自在最舒服，以后就不戴丝巾了。

可是，为了这条仅戴了半个小时的丝巾，诗诗买了新衣服、新鞋子、新包包，加上做头发的钱，共花了近四五千块钱。

生活中，有很多类似的事情。例如，商城促销，上衣买一送一，但送的那件衣服并不是你喜欢的款式，但是本着不要白不要的心理，还是买了回去。为了那件原本不太喜欢的衣服，又买了新的裤子、鞋子来搭配。心理学上，把这种现象叫"鸟笼效应"。故事里的丝巾就像一个"鸟笼"，束缚了诗诗的生活。鸟笼效应被称为心理学上最难摆脱的十大心理之一。

鸟笼效应是著名的心理学家詹姆斯发现的，这里还有个小故事。1907 年的一天，詹姆斯和他的好友物理学家卡尔森打赌。詹姆斯说："我有一个办法，一定会让你不久之后就养上一只鸟。"卡尔森根本就不相信，他坚定地说："不可能，我肯定不会养鸟的，因为我从来就没有想过要养一只鸟。"

几天后，卡尔森的生日，詹姆斯为他送的礼物是一个精美漂亮的鸟笼。卡尔森笑着说："即使你送给我鸟笼，我也不会养鸟，我只当它是一件漂亮的工艺品。我可以肯定，你会输的。"

可是，从此以后，卡尔森家里只要来客人，看到那只漂亮的鸟笼，客人们就会问卡尔森："你养的鸟去哪里了，是飞走了吗？"

卡尔森只好一次次地向客人解释："不是的，我从来就没有养过鸟，鸟笼是朋友送的。"然而，每当卡尔森这样回答的时候，就会看到客人们怀疑的目光。无奈之下，最后卡尔森只好去买了一只鸟。

鸟笼效应是指，如果别人送了一只鸟笼给你，那么一段时间后，你会为了把这只鸟笼利用起来，而去买一只鸟回来养。通常，我们都不会把鸟笼丢掉，而会成为鸟笼的"俘虏"。也就是说，人们会在偶然获得一件物品后，哪怕是原本不需要的物品，也会为了把那件物品利用起来，而去添加更多与之相关的东西。

在现实生活中，我们有很多行为被鸟笼效应所影响。朋友送了一个香薰炉，我们会买来不同味道的精油，把香薰炉利用起来；朋友送了几粒种子，我们会买来花盆和泥土，把种子种进去，接着

73

又买了洒水壶、肥料；同事送给你一只精致的猫窝，最后你买了小猫、猫粮、猫玩具；当你收到一束美丽的鲜花，就会特意去买一个漂亮的花瓶来装花，花凋谢后为了不让花瓶空着，就会隔几天再买一束鲜花……事实上，很多商家正是利用了"鸟笼效应"，让消费者买了一堆本来不想买的东西。

为什么会发生鸟笼效应呢？这是因为人们的惯性思维。看到鸟，自然就会想到鸟笼；看到花瓶，自然就会想到鲜花；看到鱼缸，自然就会想到鱼儿……这些，都是人们的惯性思维。为什么鸟笼效应可以成为难以摆脱的十大心理之一？除了人们的惯性思维以外，还因为人们总是很容易受到身边其他人的影响。比如，卡尔森可以很自然地面对空鸟笼，但每次到访客人怀疑的目光和重复的询问，让卡尔森很有压力，最后不得不买回来一只鸟。

生活中，我们如何才能避免鸟笼效应的发生呢？

● 对不需要的东西要说 NO

生活中，学会拒绝可以避免很多麻烦。比如，你本来不喜欢宠物，也没精力照顾它，如果朋友想要送给你一只小狗，那你就要学会说 NO。最好的做法是，向朋友表达谢意，告诉他你没空照顾小狗，可以把小狗送给更需要的人。

尊重自己的需要，遵从自己的内心，该拒绝的时候就勇敢地说

NO，生活真的会变得简单很多。

● 简化自己的生活

自我审视一下，鸟笼效应在你的生活中频繁出现吗？你为此付出的金钱和精力是多少？这是否给你带来了困扰？你希望这种状况得以改变吗？

如果你的回答为"是"，说明你的生活已经严重被影响。可以把不需要的东西丢掉，适当降低物质欲望，减少不必要的应酬，远离无效的交际圈，简化自己的生活。

● 学会分辨生活中的"鸟笼"

被鸟笼捆绑的不仅是生活，更是我们的心。学会分辨生活中的"鸟笼"，如果你突然得到一样东西，不妨多问问自己：这是我喜欢的吗？我需要它吗？如果我看到，会主动买下它吗？如果你的回答为不是，那么它就是一个捆绑你的笼子。

你可以选择丢掉笼子，或者把笼子送给真正需要它的人。另外，送礼时也要留意，你善意的付出，是否正在变成捆绑别人的笼子，应注意避免这个问题。

● 用鸟笼效应培养好习惯

我们可以给自己设置鸟笼，利用鸟笼效应培养自己的好习惯。比如，你有很多面膜总是忘记用，营养品总是忘记吃，那就把它放

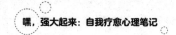
在最显眼的位置，以此来提醒自己。如果你买了很多书没看，那么就打开它，放在床头，睡觉前就会不自觉地拿起来读。

不要让"鸟笼"束缚我们的生活，而要让它为我们所用。做生活的主人，不做惯性思维的奴隶。拒绝生活中不需要的笼子，培养好习惯笼子，才是鸟笼效应真正带给我们的启示。

其实，没那么多人在意你

你不需要做人群中的焦点，只需要做更好的自己。

泰戈尔说，天使之所以会飞，是因为她们把自己看得很轻。

你遇到过这样的事情吗？

在大庭广众之下摔了一跤，觉得别人都在看着你，尴尬难堪；公司开会时，你不小心说错了一句话，以至于一整天都在耿耿于怀；出门时不小心把 T 恤穿反了，觉得路人都在笑话你。类似的事情让你一整天的心情都不好，感觉全世界的人都知道了你的糗事。

真实情况和你认为的恰恰相反，事实上，并没有多少人会在意你。

琳琳是公司里数一数二的美女，特别是那一头长发，又黑又

77

亮。有一天琳琳想换个造型，她把齐腰长发剪成了齐耳短发，又换了和以往完全不同风格的衣服。她想象着同事们看到她的新造型后，一定会大吃一惊，围着她评价一番。可是回到公司，大家都各自忙着自己的工作，没有人关注到她的新造型，更没有人围着她评价一番。直到下班后，才有两个同事注意到琳琳，说："琳琳，你剪短发了！"

生活中有很多类似的事情，你以为自己是群体的焦点，实际上并没有多少人在意你。

这就是心理学中的焦点效应，指人们习惯性地高估周围的人对自己外貌、行为关注度的一种表现。焦点效应意味着人们往往会把自己看作一切的中心，高估别人对自己的关注程度。每个人或多或少都会受到焦点效应的影响，当自己哪怕出现微小的失误，也会习惯性放大，从而产生羞愧、紧张的情绪。

康奈尔大学心理学教授汤姆·吉洛维奇和美国心理学家肯尼斯·萨维斯基针对这一现象，做了一个有趣的试验：两位心理学家在班里找来几位大学生，给他们穿上造型夸张的衣服，梳着奇怪的发型，让他们走进教室。起初，这几位学生都很不情愿进教室，因为他们的造型实在是太奇怪了，一想到走进教室有那么多同学会注意到自己，就觉得很尴尬，浑身不自在。在心理学家的鼓励下，他们终于鼓起勇气走进教室，按照心理学家的要求，他们在教室里走了一圈。出来后心理学家问他们，大概会有多少同学注意到他们。几位同学回答，至少有一半同学注意到他们了。心理学家问教室里的学生，有谁注意到刚才进来的几位身穿奇装异服的同学，发现只有 20% 的学生注意到他们。

这个试验说明，我们总认为别人对我们会倍加关注，但实际上并非如此。针对这个试验，吉洛维奇和萨维斯基提出了著名的焦点效应，指人们太在乎和自己有关的事物，以为别人的目光都聚集在自己身上，也被称为聚光灯效应。

焦点效应在我们的生活中很普遍。比如，新到一个公司，部门同事组织一起唱歌，作为新同事，你觉得自己的一举一动都在别人的注视下，担心自己唱歌不好听，同事会笑话你。比如，去上舞蹈课，刚开始你跟不上节奏，手忙脚乱，站在前排时你感觉别人都在看你，在心里嘲笑你，下次你就自动站到后排……其实，你只是高估了周围人对你的关注度而已。在别人的眼里，我们没有那么重要。在这个世界上，真的没有那么多人在意你。

小学五年级时的一次经历，让我记忆犹新。那时大家都讲家乡话，相比之下我的普通话比较标准，每次朗读课文时老师总让我起来诵读，或者带着同学们一起读。有一次讲到新课文的生字和

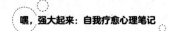

词语，老师又叫我起来带读，我读一句，同学们跟着读一句。读到一半时，我突然停下不读了，老师和同学都很诧异，不知道什么情况。但无论老师怎么劝说，我就是坚定地不往下读了。

为什么呢？因为我把那个词语的音调读错了，同学们就跟着我读错，我觉得很难为情，就不想再往下读了。下课后，老师找我谈心，问我到底发生了什么事，为什么突然就不读了。我说了原因之后，老师说，他根本就没听出我读错啊。后来我问了很多同学，同学们的反应也一样，没有一个人发现我读错了。

这件事给我的印象特别深刻，我一直以为是我的完美主义在作怪，直到我学习了心理学，才知道是焦点效应在作祟。小学时的我，成绩优异、性格开朗，老师同学都喜欢我，我经常代表学校参加各种比赛并获奖，也是全校唯一一个在报纸上发表文章的学生，每天都能收到一大堆全国各地的读者写来的信，这让我感觉有点像校园小明星。别人对我的关注，让我过度地关注自己，也过分地在意别人对我的评价。

其实，我们并没有自己以为的那么重要，也不是什么必不可少的人物。

美国著名音乐指挥家、作曲家沃尔特·达姆罗施 20 多岁就当上了乐队指挥，很多人都对他充满崇敬。指挥是乐队的灵魂，达姆罗施感到非常自豪。起初，达姆罗施有些飘飘然，觉得自己是无与伦比的旷世奇才，没有人可以替代他。

某日，沃尔特·达姆罗施来到排练厅，结果发现自己忘记拿指挥棒了。他刚要吩咐别人去他家拿指挥棒，秘书告诉他说："没事，向乐队其他人借一根就可以了。"达姆罗施一愣：除了我，谁还可能会带指挥棒呢？

"有谁能借我一根指挥棒吗？"达姆罗施随口问了一句。

没想到，大提琴手、首席小提琴手和钢琴师都主动递上了一根指挥棒。

达姆罗施一下子清醒过来，原来自己并非是无可取代的大师，看来很多人都在努力，并时刻准备取代他的位置。

泰戈尔说，天使之所以会飞，是因为她们把自己看得很轻。越是有能力的人，越是谦虚低调。生活中，人们应如何利用焦点效应让自己变得更好？

● 利用焦点效应，成就好人缘

生活中，我们可以利用焦点效应，拉近和别人的距离。比如，你和某人第一次见面时，想要拉近彼此间的距离，就可以利用焦点效应，夸奖对方的发型、衣服、包包、鞋子等，表现出你的关注，可以迅速拉近彼此间的距离。

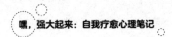

人们都希望自己成为别人眼中的焦点，在社交场合，试着去满足别人的"焦点心理"，是拉近彼此距离的绝佳方式。

● **告别社交恐惧，放松做自己**

社交恐惧者总是觉得大家都在关注自己，过度在意别人的眼光，在意别人对自己的看法和评价，所以在人群中小心翼翼，不由自主地感到紧张和不自在。

当你了解焦点效应后就会知道，其实没有人关注你，即使不小心出丑了，别人也不会在意，顶多笑一笑就忘了。不是有人在意你，而是你高估了别人对你的关注度。放松地做自己吧，要知道你所担心的，都是你自己想象出来的。

● **人无完人，接纳自己的不完美**

人们把自己当成焦点的时候，就希望在任何时候都表现出自己最完美的一面，因此过于紧绷，生怕自己出错。人无完人，我们应打破自我滤镜，接纳那个不完美的自己，承认自己的平凡，其实不必事事做到完美，不必时刻都优秀，更不必把自己太当回事。

卸掉背负在身上的枷锁，从现在开始，轻装上阵，享受生活的阳光和美好。

你不需要做人群中的焦点，只需要做更好的自己。愿你的人生，拥有好运气。

自我疗愈练习

1. 自我认知表格。

记录一下朋友眼中的你、同事眼中的你、亲人眼中的你和自己眼中的你，让你更进一步地了解自己，从而成为更好的自己。

自我认知表格 1

分类	遇到的问题	当时的想法	当时的感受	当时的行为
外表和气质				
性格特点				
脾气和情绪				
你是否上进努力				
遇事积极乐观还是消极悲观				
你是否爱抱怨				
你是否能勇敢地追求想要的东西				

（续表）

分类	遇到的问题	当时的想法	当时的感受	当时的行为
你最擅长的事				
你最不擅长的事				
你的优点和特长				
你的缺点和不足				
你希望改进的地方				
一句话评语：				

2. 朋友、同事和亲人眼中的你，和你眼中的自己相同吗？请记录下来。

自我认知表格2（他们眼中的你，和你眼中的自己）

他们眼中的你	你眼中的自己	你希望成为的自己

3. 结合自我认知表格和本章内容，想一想如何成为更好的自己。

我希望拥有的品质：　　　　　　我要怎么做：

我希望自己＿＿＿＿＿＿　　　　我要＿＿＿＿＿＿＿＿

我希望自己＿＿＿＿＿＿　　　　我要＿＿＿＿＿＿＿＿

我希望自己＿＿＿＿＿＿　　　　我要＿＿＿＿＿＿＿＿

我希望自己＿＿＿＿＿＿　　　　我要＿＿＿＿＿＿＿＿

我希望自己＿＿＿＿＿＿　　　　我要＿＿＿＿＿＿＿＿

我希望自己＿＿＿＿＿＿　　　　我要＿＿＿＿＿＿＿＿

4. 向更好的自己靠近！请记录你的转变。

（1）＿＿＿＿＿＿＿＿＿＿＿＿＿＿＿＿＿＿＿＿

（2）＿＿＿＿＿＿＿＿＿＿＿＿＿＿＿＿＿＿＿＿

（3）＿＿＿＿＿＿＿＿＿＿＿＿＿＿＿＿＿＿＿＿

（4）＿＿＿＿＿＿＿＿＿＿＿＿＿＿＿＿＿＿＿＿

（5）＿＿＿＿＿＿＿＿＿＿＿＿＿＿＿＿＿＿＿＿

第三章

反脆弱——"打不倒我的，只会使我更强大"

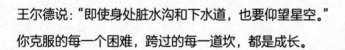

王尔德说："即使身处脏水沟和下水道，也要仰望星空。"
你克服的每一个困难，跨过的每一道坎，都是成长。

与懦弱的自己说再见

<u>做那些擅长的事情，会让你收获赞美和好心情。</u>

<u>更重要的是，获得成就感和对生活的掌控感，心态也会变得积极起来。</u>

　　小林读五年级时，父母离婚了。妈妈远走他乡，爸爸很快再婚，留下小林和爷爷奶奶一起生活。从那以后，原本活泼开朗的小林变得沉默寡言，他开始变得自卑多疑，怕同学会嘲笑他，在学校很少和同学说话，也不和任何同学交往。刚开始还有关系比较好的同学主动关心他，但是小林总是一句话不说就走开，渐渐地，同学们也都主动疏远他了。

　　小林之前的成绩在班里是中上等，在学习上也很努力。父母离婚后，小林直接放弃了学习，上课时漫不经心，不是发呆就是睡觉，老师喊他回答问题，他不理不睬，作业经常不交，成绩自然一落千丈。老师多次找小林谈心，无论老师怎么说，小林都沉默不语。到了六年级时，小林的成绩已变成全班倒数第一，考试交白卷，还经常逃学。

　　初一时，小林有幸遇到一位特别好的班主任。他发现小林总是眼神忧郁、神情紧张，对任何事情都很冷淡，习惯退缩、心灰意冷。了解到小林的情况之后，班主任帮他约了学校的心理老师，希望能够帮助他。心理老师说，小林是因为受到打击而出现了认知和行为上的消极，长期受挫让小林形成了习得性无助的心理状态，想要改变小林的现状，第一步要先找到小林的优点。老师发现小林的字写得特别漂亮，每次办黑板报时，老师都请小林帮忙，只要有一点进步就夸奖他。渐渐地，小林的脸上有了笑容，成绩也逐渐提升。

　　"习得性无助"指的是因为重复的失败或责罚，最终导致任人摆布的行为。从心理学角度来分析，是指多次努力仍无法达成目的后，形成一种对现实的无望和无可奈何的行为及心理状态。

　　习得性无助是美国心理学家塞利格曼提出的，他把一只狗关在笼子里进行电击试验，狗无处可逃，只能一次次承受电击。多次试验之后，塞利格曼在电击之前把笼门打开，当电击发生时，狗不但没有逃走的念头，而且当电击前的蜂音器一响，它就倒地呻吟、颤抖，绝望地等待痛苦的来临，这就是习得性无助。

在对人类的观察试验中，心理学家发现，如果一个人在一件事情上总是一次又一次地失败，他就会在这件事情上放弃努力，久而久之，就会产生自我怀疑，认为自己"这也不行，那也不行"，干脆就不努力了。这种心理甚至会蔓延到生活的很多方面，导致自己在很多事情上都出现消极和逃避的心理和行为。

有一个孩子英语成绩不好，经过努力考试仍然不及格。渐渐地他会对英语失去信心，产生厌学情绪，认为自己无论如何努力，也学不好英语。继而在学习上出现各种消极行为，上课不听讲、走神、作业不认真做、作业不交。久而久之，这种心理和行为会延续到其他方面，面对其他学习任务时，也会产生逃避放弃的行为。这就是习得性无助的典型表现。

有一个成年人，通过自己的努力，年纪轻轻就成为单位的中层干部，管理着最重要的部门。结果有一天，因为人事变动、职场斗争，他被调去一个无关紧要的部门。他依旧努力，却仍不被重用，工作中到处碰壁。久而久之，他变得意志消沉，失去斗志，慢慢地，他认为是自己能力上的问题，索性破罐子破摔，完全放弃自己。这也是习得性无助的表现。

而真实情况是，并不是他们真的不行，而是这种"习得性无助"的心理状态，导致他们认为自己不行。这种心理状态会让人们把困难放大，把失败的原因归结为自身不可改变的因素，从而失去勇气和信心。

当习得性无助发生时，人们的认知会出现这样的偏差。第一，他会习惯将问题归咎在自己身上，例如，"都是我太笨，才发生这样的问题"；第二，他认为这个问题将会导致他在其他方面的失败，进一步产生消极思想，例如，"我是个没用的人，什么都做不好"；第三，会产生固化的思维模式，认为问题是不可改变的，"算了，我怎么努力都没用"，进而完全放弃自己。真实情况和你认为的恰恰相反，事实上，并没有多少人会在意。

习得性无助是人们成功路上最大的敌人，毫不费力地就打败了自己。那么，是什么造成了人们习得性无助的心理和行为呢？

首先，长期接收大量的负面信息，以及无效的努力导致内心产生了严重的挫折感。

没有一个人的无助和挫败是与生俱来的，而是由外界的负面提醒"学习"得来的。例如，家长长期对孩子进行指责、打击、否定，"你看小明成绩那么好，你考那点成绩，还有脸玩吗？""别人上学你也上学，为什么你就这么差？""笨死了，这么简单的题都不会做！你上课到底在干什么？"……

久而久之，孩子会对自己的智力和能力产生怀疑，再加上学习成绩一直没有提升，心理上会产生极度挫折感，从而对学习失去兴趣。

其次，对失败的认知和归因上，出现了偏差。

失败谁都经历过，正视失败的人，会在失败中获得成功；错误地对待失败，将继续失败。例如，一个孩子数学成绩差，经常不及格，如果他正确对待这件事，认真分析试卷找出原因，计算不过关就多多练习，应用题不理解就让家长补习，多做同类型的题，他的成绩一定会大幅提升。如果他把错误归结为"我很笨，所以学不好"，那他的成绩只会越来越差，导致习得性无助。

如果一个人工作中屡屡犯错，和同事的关系也处理不好，如果他静下心来找到工作出错和人缘不好的原因，多多提升自己，学习沟通技巧，他的工作就会越来越顺利，和同事的关系会越来越融洽。但如果他把错误归因为"领导故意刁难我""同事总找我麻烦"，可想而知，他的工作会越来越糟糕，和同事的关系也会越来越差。

如果已经陷入了习得性无助的行为模式，要怎么做才能改变？

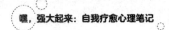

● 当失败发生时，找出导致失败的真正原因

陷入习得性无助的主要原因，是认知和归因出现偏差。要认真分析并找出导致失败的客观原因，再去努力改进和克服，不要进入"我不行"的认知模式。

如果孩子的成绩不好，父母一定要心平气和，不能打骂孩子。要和孩子一起分析试卷，找出成绩不好的真正原因。通常，不外乎以下几个因素：学习态度、学习习惯、学习方法、在学习上花的时间不够。找出原因，再去修正它。

如果在工作中效率低下、总是犯错，就要客观分析原因。是休息不够、状态不好吗？是的话，那就早点休息；是新的任务，不够熟练吗？是的话，那就多花时间、精力去掌握它；是追求完美导致效率低下吗？是的话，那就把提高效率放在首位，做完再去修改。

● 从擅长的事情做起，创造成功的机会

每个人都有自己擅长的事情，也有不擅长的事情。千万不要拿自己的短板和别人的长处进行比较，以免打击到自己的自信心。当你发现自己特别有挫败感时，就多做一些擅长的事。擅长做饭，就精心做几道美食发在朋友圈，接受朋友们的赞美；擅长烘焙，就做些精美的点心请同事们品尝，收获一大波赞美；擅长画画，那就去画室认真创作一幅作品，裱好挂在家里……

在孩子的教育上也应如此。不要拿自己孩子的弱项和其他孩子的长项进行比较，这样对孩子不公平，更会严重地打击孩子的自信心。生活中，要看到孩子的闪光点。发现孩子的自信心受挫时，要多鼓励孩子，同时带着孩子做他擅长的事，让孩子获得美好的情绪体验和成功的经历，提高孩子对生活的掌握感，找回自信。

所有这些擅长的事情，不仅让人收获赞美和好心情，更重要的是，可以获得成就感和对生活的掌控感，心态也会变得积极起来。

● 调节预期值，适当地降低预期

如果某件事，已经让你产生了深深的无力感和无助感，内心很想要逃避，但是现实又让你必须面对。这时，你需要重新调节自己的预期值，适当地降低预期，告诉自己，完成大于完美，只要尽力了，做得不好也没关系。

孩子的成绩久久没有提高，作为父母，不仅需要自己主动降低自己的预期值，也要帮助孩子降低他的预期值。要求过高，只会导致新一轮的失败。而每一个小小的进步，积累起来也会变成大大的进步。

战胜习得性无助，做乐观自信的自己。成功的钥匙，就在你的手里。

内心敏感的人如何强大起来？

人并非生来就强大，每个人都有脆弱敏感的一面。

所谓成长，就是把易碎的玻璃心，打磨成闪闪发光的钻石心。

生活中，你是否遇到过这样的人？开不得一点玩笑，别人无心的一句话就能让他耿耿于怀好几天；做错事了，稍稍批评一下就受不了，觉得别人是在故意针对他；非常在意别人的看法，总是说者无心听者有意，一点点小事就让他倍感委屈……心像玻璃一样，一碰就碎。

小美大学毕业后，在家人的帮助下，进入了一家大公司，薪水也很可观。小美很珍惜这份工作，工作中很努力，对同事也很热心，不管谁需要帮助都有求必应。

有一次，小美从外面回公司时，遇到一位比较要好的同事，小美叫同事的名字，和她打招呼，没想到同事没有任何反应，直接从她身边走了过去。小美很不开心，她想是不是自己哪里做得不够好，同事不喜欢她了。那两天，小美越看越觉得同事对她有意见，不禁担心起来。

两天后，部门有同事过生日，大家买了很多食物，一起给过生日的同事开生日会。切蛋糕时，小美又不开心了。前面的同事都分到了一大块蛋糕，而蛋糕切到小美时，只剩下小小的一块。小美想，是不是同事对她有意见，连蛋糕都分给她最小块的。小美借称去洗手间，越想越伤心，生日会还没结束就提前回家了。

几天后，小美写工作报告，主任发现了很多错误，便把小美叫过去，批评了几句。小美觉得特别委屈，眼泪马上就落下来，眼睛红红地走了出去。晚上回到家，小美再也忍不住哭了起来。她想，自己是个新人，工作也很努力，偶尔出现点错误也是可以理解的，领导怎么能那样批评她呢？自己平时对同事那么热心，但同事却对她很不友好，打招呼不理，连蛋糕也分最小的给她，一切真是让人太伤心了……

第二天，小美请假了。她想，既然领导和同事都不喜欢她，

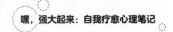

再继续待下去也没意思，于是，她索性就给领导发信息提出辞职。

小美的行为，就是典型的玻璃心。玻璃心在生活中用一句话来说，就是：你想多了！我们来看看事实是怎样的：那天打招呼时同事没理小美，其实是同事的眼睛发炎了，当天没戴眼镜，急着去医院没看到小美；生日会上，分蛋糕的同事预估失误，原本以为每人都能分到一大块蛋糕，但是分着分着发现蛋糕不够，后面的人就分成小块了；领导批评小美，是因为她的工作上确实出现了不该有的失误，批评对事不对人。这些都是生活中自然又不值一提的事情。然而，玻璃心的小美，却因此伤心难过、情绪低落，最后竟然把来之不易的工作给辞了。

可以预见，如果小美的玻璃心不改变，类似的事情还会继续发生。无论换多少份工作，只要玻璃心没有修复，就一直会有让她感觉不舒服的人和事出现。

玻璃心的人在生活中很常见，他们的共同特征是：神经太敏感，不容易快乐；太在意别人的看法，容易对别人的话过度解读；太把自己当回事，希望别人以他（她）为中心；经不起一点批评指责，动不动就委屈；人际关系中负面情绪太多，总是认为别人对自己不友善……心就像玻璃一样脆弱、易碎，经不得一点风雨。

玻璃心的人，总是因为别人的一句话或一件事，而在心里反反复复想上好几天，情绪大起大落；常因别人无心的一句话就哭红了眼……他们的注意力都集中在别人身上，为一切无关紧要的人和事严重影响到自己的情绪。心灵就像风雨中的一朵小花，总是因为外界的影响而四处飘摇，没有安定和平静的根基，一不小心就断了。

下面我们来分析一下，一个人的玻璃心是怎样形成的？

玻璃心有先天的因素也有后天的影响。

每个人的性格都有着本质上的不同，造成一个人玻璃心的先天因素是，拥有高敏感的性格特质。性格没有好坏之分，高敏感特质的人也有很多优点：他们心思细腻、比一般人更富有同情心和同理心，做事认真谨慎、注重细节、擅长深度思考、分析情况，有很强的专注力，有着丰富多彩的内心世界。

现代脑科学通过大量研究表明，高敏感特质者的感官系统（感觉、触觉、视觉等）要比一般人更灵敏，他们的大脑会"放大"某些信息的含义，对信息过度解读，从而导致强烈的情绪反应。

玻璃心的形成也和成长环境有关。成长过程中，如果父母过度控制孩子，让孩子没有机会形成完整的自我认知，就容易造成玻璃心的特质。也有一些父母极端溺爱孩子，孩子无论做错什么，从不批评纠正孩子的行为，导致孩子长大后接受不了别人的批评。还有一种父母在教养孩子时，采取打击、责骂、惩罚的方式，孩子

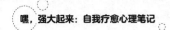

长大后遇事习惯性地认为是自己不好，把错误归结在自己身上。

漫画家郭斯特曾说过，成长，就是将玻璃心打磨成钻石心的过程。那么，我们要怎么做才能将玻璃心打磨成钻石心呢？

● **修正你的认知偏差**

认知偏差会影响人们对事情的看法，从而引发相关的情绪反应。前文中的小美，就是落入了"认知偏差"的陷阱。当那种"别人故意针对我"的念头出现时，你要意识到，这只是你的认知偏差而已，你的想法只是想法而已，不代表事实。要有意识地修正认知偏差，把自己切换到正常的认知轨道。

● **勇敢表达真实的自己**

做真实的自己，就是要勇敢地表达自己，说出自己的心理感受。例如，同事吃饭没叫上你，可以直接说出来："刚才吃饭怎么没叫上我一起呀，我还等着你们呢。"让别人了解你的想法，你也会更进一步了解别人的想法，就不会对一句话、一件事过度解读，在心里难受好几天了。

● **打破负能量的思维循环**

玻璃心的人常常会陷入负能量的思维循环之中。只有构建正向的思维模式，才能打破负能量的思维循环。

在小美身上，我们可以看到负能量的思维模式是这样的：事情起因（同事没打招呼，工作上出现失误）——事情结果（同事不理我，领导批评我）——事情分析（领导和同事都不喜欢我）——行为反应（工作真没意思，好想辞职）。

正向的思维模式是这样的：事情起因（同事没打招呼，工作上出现失误）——事情结果（同事没理我，领导批评我）——事情分析（同事太忙了，没看见我；我为什么会出现这样的错误，要怎么修正和弥补）——行为反应（下次见到同事走过去打招呼；修正工作中的不足，提升工作能力）。

在负能量的思维模式里，一切分析和应对都在情绪里挣扎，沮丧、抱怨、退缩、逃避；在正向的思维模式里，所有的分析和应对都跳开情绪，落实在解决问题、提升能力之上。

● 用乐观情绪替换悲观情绪

当我们有负面情绪时，要学会运用情绪转移法，用乐观情绪替代悲观情绪。做一些开心的事转移注意力，一定不要让自己长时间地陷入负面的想法和情绪当中。当人们专注于一个想法或负面情绪时间太长，大脑就会自动收集相关的证据去证实该想法，从而使人陷入负面情绪里不能自拔。

360 创始人周鸿祎说，人在年轻的时候应该迟钝一点，让自己的心变得粗糙一点，能够承受各种痛苦，能够丢掉虚荣的面子，能够凡事不往心里去，这样才能活得更开心，这样才能赢得更多青睐，这样才能走得更稳、走得更远。

人并非生来就强大，每个人都有脆弱敏感的一面。所谓成长，就是在跟跟跄跄中受伤，在跌跌撞撞中坚强，把易碎的玻璃心打磨成闪闪发光的钻石心的过程。

为什么你总是成全别人？

讨好别人，你遇到的都是需要你讨好的人。
取悦自己，你才会遇见真正喜欢和爱你的人。

从小到大，我们生活在各种各样的期待里，小时候被要求做一个"好孩子""好学生"，长大了被要求做一个"好员工""好妻子""好丈夫"……努力活成别人眼里的"好人"，却不可避免地委屈了自己。

朋友请你帮忙，你明明没空，心里想要拒绝，却还是一口答应下来；同事聚餐，你明明觉得无聊，却假装高兴地回应；部门会议，同事提出了建议，你明明有更好的想法，却违心地点头赞同；

你的作品在公司获得一等奖，你高兴地想发条朋友圈，可想到你的开心可能会刺激到没获奖的同事，于是把写好的文字一句句地删除……你没办法拒绝别人，拒绝总是让你不安，害怕自己从此不再被别人喜欢。

害怕不合群，害怕被讨厌，害怕不被人喜欢，你在不知不觉中习惯了讨好别人。久而久之，又在不知不觉中变成了"讨好型人格"而不自知。

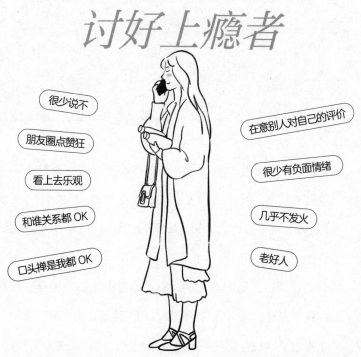

讨好上瘾者

很少说不

朋友圈点赞狂

看上去乐观

和谁关系都 OK

口头禅是我都 OK

在意别人对自己的评价

很少有负面情绪

几乎不发火

老好人

我一直觉得每一个人都有他自己独特的价值，在他实现这个价值的过程中，他有可能是张牙舞爪的，他有可能显得很笨拙，但是如果你放弃追求个人的独特价值，去建造一个被人喜欢的人设的话，我觉得那其实冒了非常大的风险。你吸引的人，也不是你真正欣赏的人，因为我觉得真正能够欣赏你的人，欣赏的是你骄傲的样子，而不是你故作谦卑和故作讨好的样子。

讨好型人格是指一味地讨好别人而忽略自己内心的感受，牺牲自己的利益来迎合他人的行为模式。生活中有很多人，被讨好型人格困扰，明明很难受也不敢表达自己，明明很为难也不敢拒绝别人，对于别人的侵犯一再容忍，对于别人的行为一再迎合。

讨好型人格有以下几个特点：过度在意别人的感受和别人的看法，生怕自己做了什么别人会不喜欢，说话做事都小心翼翼；没有主见，人云亦云，不管别人说什么都表示赞同，不敢表达自己真实的观点和感受；不敢拒绝别人的请求，自己有需要时却又不敢麻烦别人，对别人的事情特别上心，别人帮不帮自己却无所谓；在交往中，严重缺乏边界感和原则，做事首先考虑的是取悦别人，守不住自己的底线，任由别人在自己的生活里指手画脚，没有原则，别人一再伤害自己也能够容忍。

讨好型人格最缺乏的，一是坚持自己，二是被别人讨厌而自己不在乎的勇气。

如果你希望被每个人喜欢，就永远不能做真实的自己。如果你不能展示真实的自己，就吸引不来真正欣赏你的人。

敢于被别人讨厌，才有勇气做自己。如何改变讨好型人格，拥有被讨厌而不在乎的勇气呢？可以从以下几个方面做起。

● 取悦自己，宠爱自己

张爱玲曾说："我为胡兰成低到了尘埃里，却仍未必是他心目中的玫瑰。"

讨好别人，你遇到的都是需要你讨好的人。取悦自己，你才会遇见那些不需要你讨好的人。取悦自己，宠爱自己，这个世界才会更爱你。

● 真实的你就是最好的你

从现在开始，勇敢地表达真实的自己吧。想说就说，想做就做，敢爱敢恨，敢怒敢言，表达自己真实的声音和真实的感受。人就活一辈子，每个人都要做自己的代言人，勇敢地为自己发声。展示真实的自己，吸引的都是和你同频的人，也是真正喜欢和欣赏你的人。

● 如果不愿意，就大声说 NO

曾经有人问一位智者："为什么我总是为别人考虑，却没有人真正喜欢我？"智者回答："别人不把你当回事，就是因为你太好说话，不懂得拒绝。"

如果不愿意，就要大声说NO。永远都不要委屈自己来让别人开心。在意你的人，不会对你提无理的要求，提无理要求的人，你根本就没必要在意！

记住，有原则地拒绝，比无原则地帮忙更有价值。

● 做一个快乐有趣的人

作家松浦弥太郎说过："任何一个追求生活品位的人，都应该是一个悦己者。你的爱好，你的生活方式，都是为了取悦你自己。"是的，生活那么美好，要把时间花在那些美好的事情上。用自己喜欢的方式生活，和喜欢的人成为朋友。让生活更有趣，让自己更开心。保持对世界的好奇心，万物皆有趣，你要多多探索。

人生的意义是成为更好的自己。生命很宝贵，与其讨好别人，不如取悦自己。

为什么你总是陷入受害者模式?

摆脱受害者思维，最重要的是要学会自己对自己负责。

让自己从"永远的受害者"转变为"承担者的承担者"。

生活中有很多这样的人，他们很容易发生不幸的事，处境让人同情。恋爱谈了又谈，遇见的总是渣男；婚结了又离，遇到的人总是不靠谱；被公婆一再欺负，一忍再忍，对方却变本加厉；工作换了又换，却一直不被重视，怀才不遇；被同事排斥，无论怎么做看起来都是错……他（她）们很困惑，为什么受伤的总是我？到底我做错了些什么？

如果我告诉你，一次又一次的受伤，是他（她）们自己的选择，你会怎么看？

电影《无问西东》里有这么一个情节，刘伯常和刘淑芬相爱了，他承诺会一辈子对刘淑芬好，刘淑芬倾尽所有供刘伯常读大学。她像一个母亲一样给予刘伯常无微不至的爱，不仅在生活上照顾他，赚的钱也给他用。刘淑芬付出得越多，对刘伯常的期望就越高，期望刘伯常以同等的爱来报答她。然而，受教育后的刘伯常随着眼界的提升，对刘淑芬的爱却越来越淡。刘伯常想要分手，刘淑芬以死相逼。最后刘伯常在逼迫之下结婚了，却对刘淑芬更加冷漠，刘淑芬在冷漠的婚姻里由爱生恨，最后以悲剧收场。

心理学家武志红说过："感情中的付出者会有一种伟大感，他们会觉得更有权利向别人索取点什么。心理不平衡的付出者，为了讨要公平，会慢慢变成索取者。"在这个故事里，刘淑芬就是典型的由付出者变成了索取者，过度地付出带来过高的期待，索取不成便指责埋怨，进而由爱生恨，做出一些极端的行为。

现实生活中，这样的例子并不少见。感情中的两个人是平等的，付出也应是对等的，一旦有一方打破了平衡，成为过度付出者，感情往往会以失败收场。一味的牺牲式的付出感动的只是付出者自己，一旦期待落空就会陷入受害者模式。而对于接受者来说，一方的过度付出不但不会让他（她）感动，反而会给他（她）

109

造成巨大的压力，"我想要一碗面，你却给了我一车米。"而受害者的内心独白是：我为你付出那么多，你怎么能这样对我；都是你害的，都是你把我变成这个样子。当接受者不能以同等的爱给予回应时，付出者就可能变成加害者。

城市里的小丽爱上了农村来的小杨，小杨仪表堂堂，在事业单位上班，虽然收入不多，但贵在稳定。小丽的父母对小杨挺满意，为他们准备了婚房和车子。原以为婚后小两口的日子会过得和谐美满，没想到短短几年却闹到要离婚的地步。

婚后，小丽看到身边的朋友过得风生水起，她的生活却紧巴巴的，不禁埋怨小杨："都是你，害我过成现在这样，要什么没什么。""我真是倒了八辈子的霉，才嫁给了你。"以前聚会，小丽以小杨的帅气为荣，现在小丽骂小杨："你看你，长得帅有什么用，早知道我当初应该找个有钱的！""就你那点死工资，也不知道想想办法，害我过得这么辛苦！"久而久之，小杨常常以出差为由，不回家了。有一天，小杨向小丽坦白，他爱上了单位的另一个女孩，要求离婚。

故事里的小丽就是典型的受害者模式，把自己的幸福和快乐都寄托在别人身上。

有钱没钱、过得好不好，都是对方的责任。一旦自己的期待没有被满足，就指责抱怨："都是因为你，害我过得这么不好。"她并不是和老公一起，努力让生活变得更好。生活中有很多这样的人，把一切不幸都归因在别人身上，他们没有意识到所有的不幸，都源于自己的思维模式——受害者模式。

受害者模式，也称为受害者思维、弱者模式，本质上是一种忽视自己主观能动性的行为，是一种思维定式。拥有受害者思维的人，会习惯性将自己视为受害者和弱者，直至把整个世界都投射成"加害者"，似乎一切都是别人的错。

受害者有一个最大的特点就是，对周围的人和事总是充满抱怨、指责，在别人面前总是怨言不断、牢骚满天，把一切责任都推到别人身上，却从不在自己身上找原因。他们看不到事物美好和积极的一面，看到的永远都是阴暗、消极的一面，哪怕别人没有做出明显的对不起他们的事，他们也能找到各种理由或证据，以确定自己的受害者身份，以此来证明别人永远是错的。

与很多心理问题一样，受害者模式的形成也离不开原生家庭的影响。例如，父母就是那种将问题归咎于他人的类型，从不自我反省，从不承担责任，永远把自己当作"受害者"。孩子和父母生活在一起，久而久之，也形成了这种认知模式。

为什么人们会沉溺在受害者状态里呢？因为很多人喜欢享受这

个过程。他们可以推卸责任、保住自己的面子。受害者喜欢把一切责任都推卸出去，做到事不关己高高挂起；他们习惯把错误归咎于对方，争取道德上的制高点，争取对自己有利的关系。

请你审视一下，在某一段关系里你是一个承担者，还是受害者？工作中出现了错误，你没认识到自己的问题，反而想"都怪他，害我出错，一定是他使了绊子"；你和另一半吵架，你没意识到自己的不足，反而想"都怪他，才害我变成这样"……如果遇到问题时，你一直都是以受害者角度自居，毫无疑问，你已经陷入了受害者模式。

那么，如何摆脱受害者思维模式呢？最重要的是，要让自己从"永远的受害者"转变为"责任的承担者"。

● 从"受害者"变成"承担者"

有受害者思维的人，会认为周围的人都是错的，都是对不起自己的，这样的思维模式将会毁掉你的人际关系，毁掉你的人生。想要摆脱受害者思维模式，就必须让自己从"受害者"转变为"承担者"。

遇到问题时，从受害者"都是别人的错"和"他要怎么做"，转变为承担者"我有什么错"和"我要怎么做"。要知道，这个世界上没有任何人亏欠你什么，你的人生在自己手里，你可以做自己的主人，对自己的人生负责。

● 对自己负责，在自己身上找责任

当代著名作家阿来说过："自由的第一个意义就是担负起自己的责任。"

摆脱受害者思维，最重要的是要学会自己对自己负责。问题来了，不把责任推卸到别人身上，而是先从自己身上找原因。把目光放在自己身上，把注意力放在问题本身，"我要怎么做才可以改变现状"，"有什么办法可以及时止损"。而不应该盼着上天派来一个拯救者，帮你解决问题。

● 改变弱者思维，让自己强大起来

弱者思维是把自己当成一个弱小者，认为不好的处境都是别人造成的。强者思维是相信自己是一个强大的人，所有的问题因我而来，我可以创造问题，也可以解决问题。

强者思维让我们有勇气、有信心面对生活中的一切挑战，我可以接纳当下所发生的一切，无论好的还是坏的。

你对自我的掌握力越强，你的内心就会越强大。

远离生活中的隐形操控

良好的爱是彼此滋养、相互成就的，彼此都因为对方的存在，而变得更好。

"我好像看到煤气灯光忽亮忽暗的。"

"不，一切都是你的幻觉，煤气灯没有任何问题，是你自己疑神疑鬼。"

"哦，是吗？好像真的是我的问题。"

这是电影《煤气灯下》中的对白。如果你的身边有一个煤气灯效应的操控者，你对这样的对白应该很熟悉。说起心理学上的煤气灯效应，必须要提到这部电影。《煤气灯下》是一部20世纪

40 年代的老电影，电影里面的精神操纵法，正是现代生活中我们所熟悉的"PUA"。

影片向我们讲述了一位原本心智正常、美丽自信的少女宝拉，婚后一步步被丈夫精神操控的故事。美丽善良的宝拉，因为姑妈的意外身亡而继承了一大笔财产。居心叵测的青年安东觊觎宝拉的财产，继而向宝拉疯狂求爱。安东是早有预谋的，他刻意安排了和宝拉的浪漫邂逅，一见钟情，闪电结婚，当他们按照计划回到伦敦的时候，安东对宝拉伸出了那只看不见的手，一步步拉她进入自己的圈套。

安东打着爱的名义，不让宝拉和他人交往。宝拉在家总会听到奇怪的响声，东西经常莫名其妙地消失又出现，煤气灯也开始忽明忽暗……宝拉并不知道，这一切都是安东刻意设计的。宝拉向安东倾诉时，安东告诉宝拉一切正常，这些都是宝拉的幻觉，是宝拉的精神出现了问题。原本自信独立的宝拉，精神和心理上完全被丈夫操控，她开始质疑自己，后来心理崩溃，最后濒临发疯。

这就是心理学上有名的煤气灯效应，也叫煤气灯操纵法。煤气灯效应是一种长期的精神打击和认知否定，操控者会把真实情况刻意隐瞒和扭曲，长期给受害者输入虚假信息或欺骗性、侮辱性的语言，对受害者进行刻意的否定和打击，从而扭曲受害者的认知，摧毁其自信，使其失去独立思考的能力，以达到操控对方的目的。

我们看看煤气灯效应的操控者是怎样打着爱的旗号，实则居心叵测、步步为营地对受害者实施精神操控，进而达到他不可告人的目的。

第一步，以爱的名义进行社交封闭，让对方的朋友越来越少。

影片中，自从宝拉结婚之后，丈夫安东便以各种理由不让宝拉和外界接触，不和邻居往来，不让她参加舞会，不让她和朋友聚会，就连和佣人也不能正常交流。年老的佣人听力不好，有交流障碍；年轻女佣对宝拉是蔑视的，因为安东告知年轻女佣宝拉神志不清，不用理会宝拉，也不让外人接触她。宝拉的生活完全被封闭起来，没有一个可以交流的人，也无法从外界获取任何信息。

第二步，扭曲事实，持续不断地进行言语打击和负面心理暗示。

电影里，安东不断地对宝拉进行负面的心理暗示，如"你的记忆力越来越差了""是你疑神疑鬼，出现幻觉"。

安东还会制造"巧合"，让宝拉相信是自己的问题。宝拉把物品放好后，安东悄悄拿走，然后又问宝拉物品放哪里了。当宝拉找不到那件物品时，安东就会不断地说，刚放的东西都忘记了，你的记性越来越差了。安东还故意制造出奇怪的响声，忽明忽暗的煤气灯，当宝拉发现这些后，安东却坚称一切正常，是宝拉出现了幻觉。久而久之，宝拉开始相信是自己的精神出了问题。

第三步，虚假的示好、惩罚和威胁并用，目的是建立自己的权威。

电影里，安东最擅长使用攻心计，设计好圈套，在所谓的人证物证面前，让宝拉对他的话深信不疑，反而坚信是自己的精神出了问题。当宝拉反抗或表示怀疑时，安东会对她进行呵斥和指责，并让她当众出丑。

在宝拉的强烈要求下，安东不得不带宝拉去参加舞会，宝拉穿上华丽的礼服，别上漂亮的胸针。安东却趁宝拉没留意时，拿走了她的胸针。当舞会开始时，又突然责问宝拉胸针怎么又弄丢了。宝拉低头发现胸针真的不见了，安东当即对宝拉毫无顾忌地呵斥和指责，并告诉大家宝拉精神有问题，需要马上带她离开。这不仅让宝拉深信自己的精神状况很差，也让朋友和宾客相信宝拉的精神的确有问题。就这样，宝拉的自信被全部摧毁，失去了独立思考的能力。

美国著名的心理学家卡尔·罗杰斯说过："爱是深深的理解和接纳。"真正的爱是建立在尊重与平等之上，任何以爱的名义进行控制、打击都是爱的谎言。

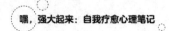
现实生活中，煤气灯式的情感操纵存在于两性关系、夫妻关系、亲子关系、职场竞争中，最直接的方式是使用语言暴力，以各种负面语言和暗示对对方进行否定和打击。

你身边是否有精神施暴者？大家可以从以下几个方面来判断。

● **你的朋友圈是在扩大还是在缩小**

在一段关系中，你的朋友圈是在进一步扩大，还是在不知不觉中缩小？和对方交往后，他是主动加入你的朋友圈，主动带你走进他的朋友圈，他还是以各种理由让你不要和以前的朋友来往？如果在一段关系里，他没有加入你的朋友圈，也不让你加入他的朋友圈，甚至以各种理由让你之前的朋友都远离你，你的世界渐渐变得只有他，请你一定要警惕。

● **他是否经常性地使用暴力语言否定和打压你**

在一段关系中，如果对方经常用语言否定和打压你，请你一定要离开。比如，他总是说你太胖了，什么事都做不好，当你跟他分享自己觉得特别棒的事情时，他总是对你进行言语上的讽刺和打击。如果在一段关系中，你变得越来越不自信、易怒、自我怀疑，请你一定要勇敢、果断地离开。

● **他是否在朋友面前刻意夸大自己的能力**

一个真正爱你的人，在你和他的在朋友面前，一定会始终维护你，以你为傲。如果在外人面前，他故意夸大自己，弱化你的能力，刻意制造出一种"你非常依赖他，没有他你什么事情也做不好"的场景，那你就要当心了，这个人和你交往的目的并不单纯。

远离煤气灯效应的操控者，最重要的是，扩大自己的朋友圈，不要将自己封闭起来。要和家人、朋友分享你的生活，同时也参与他们的生活。身边有爱你、关心你又能彼此分享的朋友和家人，煤气灯式的情感操控就很难发生，更不可能持续。如果你遇到了煤气灯式的情感操控者，一定要及时离开，同时寻求家人和朋友的帮忙。

真正的爱是彼此滋养、相互成就的，彼此都因为对方的存在，而变得更好。在真正有爱的关系里，你会变得更开心、更自信、更温暖、更明亮，更加有力量。

如果在一段关系里，你变得越来越不像自己，越来越无力，对未来失去信心，对自己失去信心，无论是不是被操控，都值得你好好思考这段关系要不要继续下去。

在孤独中积蓄能量

度过人生中最黑暗的时光，你会更珍惜每一分光芒。

如果没有平日默默无闻的积累，就不会有一鸣惊人的机会。

每个优秀的人，都有一段沉默的时光。其间，他们必定付出了很多努力，忍受住了孤独与寂寞，然而这段日子并不会看到结果，优秀的人往往称之为"扎根"。

1970年的春天，她出生在淮安市淮阴县的一个干部家庭，父母良好的教育让她成长为一名学习刻苦、热心善良的女孩。学生时代的她，是一个品学兼优的女孩。同学中有很多是来自农村的，但她在同学中从没流露出丝毫优越感，无论是从穿着打扮还是言谈举止中，都和其他同学一样朴实无华。从小到大，她总是留着一头短发、说话温温柔柔、笑容如沐春风，老师同学都很喜欢她。

这个看起来温柔娴静的女孩，在她文静的外表下，藏着一颗不服输的心和远大的志向。她在学校成绩优异，各科学习都很突出，尤其是英语，学校里没有同学能超越她。学习之外，她还积极参加学校的各项活动，在班里担任团支书，在学校担任学生会主席。为了丰富同学们的校园生活，她策划和主持了很多深受同学们喜爱的活动。在高考前夕，为了缓解一下同学们的学习压力，她曾想方设法去说服各科老师，组织了一场高三男女生足球对抗赛，只为缓解同学们紧张的心情。

1988年，她成为全县的高考状元，以全县第一名的好成绩，考入南京大学英语系。

来到南京以后，她发现在人才济济的大学校园中，自己各方面都很一般。班里大部分同学都是从南京外国语学校和金陵中学考过来的，英语功底比较好，相比之下，从小县城出来的她，英语成绩不仅不突出，而且口语中还带着明显的口音。面对诸多优秀的同学，她不急不躁，默默地努力着，在心底暗暗发誓，一定要用最快的速度迎头赶上。为了弥补自己口语方面的不足，她每天晚出晚归地学习，努力地跟读，在英语角找同学练口语。终于，在大二那年，她以一口标准流利的英语跟外教对话，惊艳了老师和同学。

同宿舍有 8 个女孩，她排行老二，同学们都亲切地叫她"迎春花"。大学四年，她心里一直藏着一个远大的目标。为了这个目标，她把所有的精力和时间都花在学习上，从来没缺过一次课，每次上课她都坐在前排，认认真真地听讲并做好笔记。当别的同学在逛街、谈恋爱时，她都在学习。除了宿舍，她不是在教室就是在图书馆。在大学校园浩如烟海的书籍里，她像鱼儿游进了大海，尽情地享受读书的乐趣，拼命地汲取各种知识。

大学四年，她也是班里唯一一个没有谈恋爱的女孩。但是她读书多，虽然没有谈恋爱，仍是同学眼中的"情感专家"。她很擅长沟通，同学们在情感上有什么问题都会去找她倾诉，而她也经常开导同学，给出很多建设性的意见。

大学毕业后，她凭借优异的表现考进了外交部。那一年，外交部在南京大学的所有优秀毕业生中，只录取了她一人。优秀是一种习惯，没有尽头。进入外交部以后，舞台更大了，优秀的人才更多了，但她始终一如既往，不忘初心。

后来，她的老师和同学在电视上看到了她。

她是中国外交天团里的新闻发言人。她的名字叫华春莹。

她是中国外交部新闻司首位女司长，中国外交部第 27 位发言人，中国外交史上第 5 位女性发言人。

每一个追梦的故事都让人感动，让人眼含热泪并肃然起敬。

每一个追梦人，都在朝着自己的梦想和目标不断前行，为了实现梦想，他们放弃了很多休息和玩耍的时间，心甘情愿地承受着孤独和寂寞。在追梦的路上，即使遇到很多的坎坷，外界的压力，家人朋友的不理解，甚至是打击和讽刺，也依然坚持自我，永不放弃。就好像暗夜里的蘑菇，在黑夜里默默地积蓄能量。耐得住黑暗，才能见到阳光。

每一个优秀的人都有一段孤单难熬的日子。

心理学上把这种现象称为蘑菇效应，指的是蘑菇长年生长在阴暗的角落，没有阳光照射，也没有肥料滋养，只能自生自灭，唯有长到足够高的时候才开始被人关注，可此时它自己已经能够享受阳光了。

蘑菇效应被很多管理者所使用，一般用来对待初入门者。从传统的观念上讲，"蘑菇经历"是一件好事，它是对人的意志品质的一种磨砺。

每一朵蘑菇，每一个人，都需要经历一段暗淡的时光，看不到阳光，也没有肥料，在每个暗淡无光的日子里，唯有默默努力，才能更好地前行。

世界上大多数人并不是含着金汤匙出生，为了成为更好的自己，为了拥有更好的未来，他们只能靠自己的努力，在黑暗中摸索着前行，直至生长到足够强大，遇见阳光。

陨落的篮球巨星科比曾经说过："追寻梦想很难，每个人都有梦，都试图让梦想成真，可是路途却特别艰辛，实施起来并没有那么容易。有一个很重要的方法，也是我时常采用的方法，就是把梦想不断地拆解成无数的小目标，一次只专注一个小目标的达成。不要把眼光放得太远，那样会有点可怕，看不到一丝希望。要循序渐进，一步一步地来，最终就会达成目标实现梦想。"

如果没有平日默默无闻的积累，就不会有一鸣惊人的机会。度过人生中最黑暗的时光，你会更珍惜每一分光芒。那么，如何才能像蘑菇一样，顺利度过人生中那些黑暗的时光呢？

● 用喜欢的方式，自我解压

每个人都难免会有心情低落和压力重重的时候。这时，学会自我解压就显得尤为重要。人越处在低谷期，越需要给自己找一些事情做，看一场欢乐的电影、找朋友聊天喝茶、探访一个好久不见的老友、看一本喜欢的书……这些平常看起来可能是微不足道的小事，在心情低落的时候去做，会变成一道光点亮你。

● 越是艰难，越要照顾好自己

人生越是艰难的时候，就越要好好照顾自己。每一次低谷都是一次蛰伏。我们应好好吃每一顿饭、保持充足的睡眠、吃健康有营养的食物、补充足够的水分、保持规律的生活。拥有健康，才有能力战胜一切风浪，无论是在低谷还是在高处，都需要有好的体魄。

● 锻炼身体，坚持一项运动

科学表明，运动可以宣泄情绪，让自己放松。运动会分泌多巴胺，使人快乐。运动也是最好的解压方式，运动的时候，身体会出汗、排毒，让你在不知不觉中将压力全部释放出来。运动不仅会让人更健康，也会让人拥有好精神和好身材。

● 感到累了，就给自己放个假

如果感到累了，那就先停下脚步，给自己放个假。让自己放松下来，把手里的工作放一放，把心里的烦恼忘一忘。累了就休息，困了就早睡。如果很久没有出去旅行，那就选个地方，暂时逃离。快乐与阳光，与你之间就差一张机票。

人生一半是问题，一半是解决问题。无论再忙碌，还是再低迷，都别忘了给自己一些慰藉。做想做的事，见想见的人，跟随自己的内心，找寻久违的自己。你会发现，阳光仍旧灿烂，生活

125

依旧很美好。

　　愿你心怀梦想，厚积薄发。像蘑菇一样不忘初心，像蘑菇一样坚韧努力，实现从黑暗到阳光的逆袭。很多困难，熬着熬着也就过去了。熬过去，你就赢了。

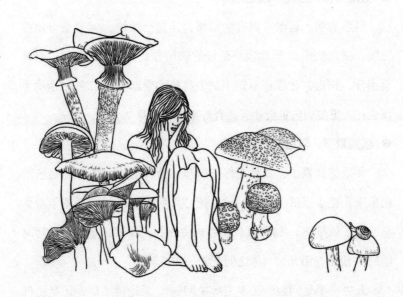

那些打不倒你的，终将使你更强大

世界上没有绝望的处境，只有对处境绝望的人。

人生有顺境也有逆境，有巅峰也有低谷，每个人在成长过程中，都会遇到困难和挫折，遇到低谷和逆境。在遇到失败和挫折的时候，你是能很快走出悲伤、重新振作，还是会一蹶不振、日渐消沉呢？

有一个女孩，从小就患上了"渐冻症"，不能走路，全身绵软无力。但她执意让父母送她去学校读书，一边同病魔斗争，一边坚持学习。然而，一场车祸让她的身体又受到重创，令她连坐也坐不直了，每天只能躺在床上。父母虽然很心痛，但也只能让她辍学了。女孩的身体每况愈下，全身上下仅剩右手的拇指和食指还有一点微弱的力量。她每天躺在床上，没有同学，没有朋友，也不能动，她不知道自己的未来在哪里，难道只能一辈子躺在床上，等待着生命悄无声息地消失吗？她曾经无数次想过一了百了，但看着悉心照顾她的父母和妹妹，又不忍心了。

特别是在绝望的时候，女孩对自己说："我不甘心就这样过一辈子，也不相信自己只能这样过一辈子，我要给自己找些事情做，我不想做一个废人。"看看自己还能活动的右手拇指和食指，她决定通过网络继续学习。她报考了南京师范大学心理学大专课程，家人用相机把教材逐页拍下来，她每天躺在床上学习。看书看得流眼泪，没办法擦，就等眼泪干了再继续看。最终，她自学完了全部的课程，并以高分通过了考试。后来，她又考取了心理咨询师资格证书，在网上自学了网页设计，给公司做网站，开淘宝店，靠着自己的努力，最多时一个月赚了 5000 元。

虽然只能躺在床上，但她仍不断地与命运抗争。她用常人无法想象的顽强毅力，仅靠两根可以活动的手指，花了整整 3 年时间，完成了一本 20 多万字的自传——《活着的 100 个理由》。为了帮助更多人，她还开办了心理热线和公益讲座。她用自己的经历告诉人们，重度残疾的人同样可以通过学习，创造自己的价值。

这是一个真实的故事，这个姑娘的名字叫钱敏丹。

钱敏丹在自传中这样写道："这些让自己活下去的理由，其实只不过是为了让自己对生活有所期待，它不需要多强大，只需要在自己绝望的时候温暖一下自己就够了。"

在人生的逆境中，只要你不放弃，生命仍有一百种可能。生活中，为什么有的人受到一点打击，就自暴自弃、一蹶不振；而有的人面对常人难以想象的逆境，却自强不息、越挫越勇呢？

心理学家指出，这正是因为我们每个人的复原力不同。

复原力是我们面对挫折和失败时一种重要的能力。美国心理学会将复原力定义为：个人面对逆境、创伤、悲剧、威胁或其他重大压力的良好适应过程，也就是对困难经历的反弹能力。心理学家卡伦·莱维奇和安德鲁·夏特将复原力定义为：能够从挫折中恢复原状，从失败中学习经验，从挑战中获得动力，以及相信自己可以克服生活中任何压力和困难的能力。

故事里的钱敏丹具有极高的复原力，她具备了高复原力的三个特征。

高复原力的第一个特征是直面现实，并有接受和战胜现实的勇气。

当挫折和意外发生之后，不同的人会有不同的应对方式，有人逃避现实，有人自暴自弃，有人痛哭之后积极面对……钱敏丹虽

129

然从小得了渐冻症不能走路，但她仍然去学校刻苦读书；遇到车祸后，全身只有右手拇指和食指能动，承受了常人难以忍受的痛苦和无助，最后坦然地接受现实，为自己寻找新的出路。

高复原力的第二个特征是寻找意义，于危难之中寻找生活的意义。

复原力差的人，遭遇生活的无情打击之后，常常会有"老天太不公平""活着没意思""生不如死"等消极情绪。但复原力强的人有不服输的精神，会思考生命的意义，以及怎么做才能改变现状。钱敏丹就是这样，哪怕全身只有两个手指能动，也会告诉自己："我不会这么过一辈子，我要给自己找些事情做，我不想做一个废人。"无论任何情境，她都不放弃自己，不放弃努力。

高复原力的第三个特征是灵活变通，积极应对生活里的困境。

办法总比困难多，无论遇到什么问题，只要积极思考，努力寻找出路，就一定能够想出解决的办法。心理复原力强的人能够积极地解决问题，因为他们即使身陷逆境，也会不断地挖掘自己的潜能。钱敏丹因渐冻症只能躺在床上，全身只有右手拇指和食指可以动，仍然依靠顽强的毅力自学完大专课程、自学了网页设计、开淘宝店，出版了 20 多万字的自传——《活着的 100 个理由》。

　　心理学家经过研究发现，复原力完全可以通过后天努力习得。

挫折是成长的礼物，是我们提升自己复原力的机会。从现在开始，当你面对压力、困难、沮丧、悲伤、挣扎、阻碍、失败、犹豫、愤怒……所有这些让你感觉不舒服的事，都把它视作一次练习的机会。

生活中，我们要怎么做才能增强自己的复原力？

● **关注美好的事物，乐观地看待问题**

亦舒说，每一朵乌云都镶有金边。不管什么坏事都有它好的一面，如果将注意力放在阳光积极的一面，不但可以更快地找到解决问题的办法，还会拥有更加阳光、乐观、积极的心态，那些美好的人和事物也会随之被吸引过来。

阳光的照射面积永远大于阴影面积，当你面临选择的时候，去寻找阳光，首先要看到事情积极的一面，然后对自己进行积极的心理暗示，行动上自然就会产生积极的效果。

● **挫折与逆境，是成长的机会**

挫折与逆境，本身就是成长的一部分，而无助与悲伤，也是情绪中的一种。平静地接受它，勇敢地面对它，才是唯一正确的方法。每一段不期而遇的挫折，每一个不请自来的困难，都是一次成长的机会。

人生不如意事十之八九，但天无绝人之路。世界上一切事物都是相对的，挫折也一样，它带给人痛苦和打击，也能让人奋进和成熟。

● 每日练习，发现生活中的三件好事

幸福是一种选择，也是一种能力。生活中，所有美好和幸福的事情都会增强我们内心的复原力。有一个特别简单有效的办法，就是发现生活中的三件好事。每天花十几分钟时间，记录自己生活中当天发生的三件好事。坚持记录，你会不自觉地制造和实现美好，吸引更多美好的事情发生在自己的生活中。

● 尝试极限挑战法，一天一点地进步

生活中，我们也要有意识地给自己设置一些极限性的挑战，这么做可以增强我们生活的弹性和心理的复原力。你可以选择一两项运动，坚持下来。如跳绳，刚开始你跳 300 个就气喘吁吁，一个月后你发现自己可以不间断地跳 2000 个。这个不断自我突破的过程，就是增强复原力和生命能量的过程。

泰戈尔曾说过，上天完全是为了让你的意志坚强，才在道路上设下重重障碍。世界上，没有绝望的处境，只有对处境绝望的人。那些打不倒你的，终将使你更强大。

自我疗愈练习

爱默生说，每一种挫折或不利的突变，是带着同样或较大的有利的种子。每一个挫折，都是成长的礼物。认真回答以下问题，每一个答案，都会带给你力量。

1. 你经历过哪些挫折和人生逆境？你从那些挫折中走出来了吗？是如何走出来的？请记录下来。

（1）_____

（2）_____

（3）_____

（4）_____

（5）_____

（6）_____

2. 那些经历对现在的你还有影响吗？有哪些影响？挫折和逆境带给你哪些正面的影响或负面的影响？请记录下来。

（1）_____

（2）_____

（3）_____

（4）_____

（5）_____

（6）_____

3. 请写一句话送给过去的自己。

_____

_____

4. 你现在遇到什么困境？请写下来。结合本章内容，想一想你将采取什么行动来改变当前的困境？

（1）_____

（2）_____

（3）_____

（4）_____

（5）_____

（6）_____

5. 请记录下你思想和行动的转变。那些打不倒你的，终将让你更强大！

（1）_____

（2）_____

（3）_____

（4）_____

（5）_____

（6）_____

6. 请写一段话送给现在的自己。

_____

_____

_____

第四章

社会关系——在与他人的联结中获得力量

罗兰说："美好的东西时常是由于它是真诚的。"

人与人之间，只有真诚相待，才能成为真正的朋友。

第一印象：初次见面很重要

好的第一印象是好的人际关系建立的基础。

无论在什么时候，优雅的仪态都是一件永不过时的时装。

在人与人的相处中，第一印象非常重要。

比如，第一次约会，对方不修边幅、无精打采，你会认为对方是个邋里邋遢、没有礼貌的人；第一次面试迟到，面试官会认为你是个没有时间观念、不守时的人；你入职一家新公司时，恰好看到领导在训斥员工，你就会觉得这个领导很不好惹；看到一个男人手臂上有猛虎的文身，你会认为这个男人是个凶狠的人……

英国形象设计师罗伯特·庞德曾说过，这是一个两分钟的世界，你只有一分钟展示给人们你是谁，另一分钟是让他们喜欢你。可见，第一印象是多么重要。在人际交往中，给别人留下好印象，能起到事半功倍的效果。

心理学研究发现，当与一个人初次会面时，在短短的 45 秒内就能产生第一印象，而最初的 0.25~4 秒的时间给对方留下的印象是最深刻的，我们可不要小看这短短的 4 秒钟，别人对你 75% 的判断和评价都会在这短短的 4 秒内产生。所以在别人的第一印象中，不管你给他的印象是不是真实的，你留给别人的这种印象以后都是很难改变的。

小李是一家公司的 HR，有一次他在地铁上看到一位女孩，她穿着一件米黄色的连衣裙、化着精致的妆容，他不由得多看了两眼。女孩坐下后，并没有像其他人一样刷手机，而是从包里拿出一本书认真地看了起来，这个动作让小李对女孩的印象又加深了。他想，这一定是一位文静优雅又爱学习的女孩。

几天后，小李的公司招聘，在一群面试者中，小李惊讶地发现那天在地铁上看到的女孩也在其中。轮到女孩面试了，小李对女孩明显比其他面试者要热情得多，沟通过后，小李更加坚定自己的眼光，当场就决定录用这个女孩。

杨澜曾说过，没有人会透过你邋遢的外表，去发现你优秀的内在。这句话说明，好的外表在第一印象中格外重要。很多时候，赢得一次好机会并非全因为内在优秀，而是你的外表和言谈举止，给人留下的第一印象。

女孩小敏外表平凡，但学习非常优秀。看着宿舍里的女孩们都花很多时间打扮自己，小敏对此十分不屑，她把时间都花在学习上，深信只有学习成绩才能证明自己的真正实力。

毕业前，学校组织了一场招聘会。女生们都准备了得体的职业装、高跟鞋，她们劝小敏也去买套稍微正式一点的衣服，学着为自己化一个淡妆。小敏没有听从同学的劝告，她相信自己哪怕衣着普通，也一定是最优秀的那个。小敏精心地准备了一份完美且丰富的简历，满心欢喜地等着好机会来临。

招聘会那天，女生们大都穿着优雅的职业装，化着精致的妆容。只有小敏随意地洗把脸，穿着运动衣和运动鞋，因为她深信只有成绩最重要，外表不重要。没想到，招聘会后，小敏没收到任何公司的录用通知，而许多成绩不如她的同学却找到了很好的工作。原来，虽然小敏学习足够优秀，但她过于随意的外表却给面试官留下了很不好的印象。

在第二次招聘会上，小敏吸取了上次的教训，认真准备简历的同时，也精心打扮自己，梳着精致的发型，穿着得体的职业装，化着恰到好处的妆容。这一次，小敏收到了好几家心仪公司的录用通知。

人与人相处时的第一印象在心理学上被称为首因效应，也被称为第一印象效应、首次效应、优先效应或先入为主效应，最早是由美国心理学家洛钦斯在 1957 年首先提出的，它是指当人们第一次与某人或某物接触时会留下的深刻印象。

初次交往中所留下的印象，往往会在彼此大脑中形成并占据主导作用，对于日后的交往影响深远。

一般而言，第一印象好，双方继续交往的积极性就高，也就更容易建立良好的关系；反之，则不容易建立更进一步的关系。

在人际交往中，首因效应是说给人留下的第一印象至关重要，对总体印象的形成影响很大。洛钦斯在 1957 年做的试验中向四组大学生介绍某个陌生人：在向第一组介绍时说他是个性格外向的人；在向第二组介绍时说他是个性格内向的人；在向第三组介绍时，先说他是性格外向的人，后说他又是一个性格内向的人；在向第四组介绍时同在第三组介绍时的说法一样，只是次序颠倒了。

随后洛钦斯要求四个组分别用上面介绍的术语来描述这个陌生人。第 1 组、第 2 组在描述时没有发生任何问题，第 3 组、第 4组对陌生人的印象完全与提供信息的次序相对应。该试验证明了，先提供的信息占优势。

在人际交往的过程中，人们根据最初得到的信息所形成的印象很难改变，甚至还会影响之后获得的新信息的解释。因此，在初次交往时，一定要注意给别人留下美好的印象。

人际交往中，第一印象往往起着决定性的作用。良好的第一印象决定着日后与人关系的亲近或疏远。因此，好的第一印象是人际关系建立的基础和堡垒。我们在人际交往中，如何提升第一印象呢？

● 保持良好的仪容仪表和精神面貌

良好的仪容包括整洁的外表、得体的着装、容貌装扮、衣着服饰、言谈举止等。仪容仪表决定着人与人之间的吸引力，特别是在初次见面时，仪容仪表在人际关系中占据着重要地位。仪容仪表和精神面貌是一个人外在气质的表现。提升第一印象的关键，要保持外表美、仪态美、气质美，一定能够给人留下深刻印象。

● 请带上你迷人的微笑

爱笑的人都会拥有好运气。在人际关系中，微笑是无声亲切的语言，也最容易感染人的情绪。微笑是人际交往中神奇的钥匙，它能打开心灵的窗户，消除人与人之间的陌生感，建立起人与人之间沟通的桥梁。微笑是世界上最好的通行证，也代表着一种积极

143

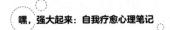

乐观的态度。在人际交往中，请带上你迷人的微笑吧。

● 讲信用、守约定，做诚信守时的人

诚信是一种美德，也是你是否值得别人相信的一种标志。在人际交往中，要做一个诚信守时的人，讲信用、守约定，答应别人的事情要做到，尽自己最大的力量去完成。说到就要做到，做不到就不要说。人一旦失信，就很难让人再相信。如果你在第一次交往中就失信于人，那么你将不会再得到他人的信任。

● 展现优雅得体的仪表仪态

内在的光芒永远都要依靠外在的仪表来展现出来。优雅得体的仪表仪态不仅能给人以好感，显示出自己对他人的尊重，更能显示出自己的修养和独特的魅力。优雅得体的仪态更多地需要后天的努力，从坐姿到站姿，再到神态仪表都要注意训练自己，达到气质的提升。无论在哪个年纪，优雅的仪态都是一件永不过时的时装。

同时，你也需要恰当地表达自己。好的口才，能够让你在人际交往中占据有利地位，用词适度、言之有物、见解深刻，能够生动而恰当地表达自己的思想，这是在社交场合中最好的武器。

用好你的心理名片

心理名片，可以拉近人与人之间的心理距离。

打造好你的心理名片，可以让你在人际交往中如鱼得水。

小林是个外表阳光的暖男，家境不错，工作也不错。28 岁了还是单身，小林自己有点着急了，四处拜托大家给他介绍女朋友。大半年下来，女孩没少见，小林却仍然单着。

朋友们开玩笑说："小林，你怎么那么挑剔呢，那么多好女孩都看不上眼，难不成是想找个天仙妹妹吗？"

小林却一脸苦笑："不是我看不上人家，是人家看不上我啊。也不知道是怎么了，见完面总是没下文。"

朋友们都很疑惑，不应该呀，小林虽然说不上非常帅，但也是文质彬彬，一表人才，再加上不错的工作和家境，没理由如此呀。一路聊下来大家终于知道原因了，原来每次和女孩见面时小林都不知道聊什么，除了吃饭喝茶看手机，他和女孩根本找不到共同话题。每次和女孩见面都很尴尬，每顿饭都吃得很安静，一顿饭下来彼此也说不上几句话。分析原因，一是小林见到心仪的女孩会有点紧张，二是小林不擅长和女孩聊天，根本没办法和女孩拉近关系。女孩要么觉得小林对她不热情，要么认为小林是个闷葫芦，往往第一次见面后就没下文了。

在相亲中，能言善道的男孩或女孩特别占优势。而不擅长聊天的人却处于劣势，小林恰好就有这方面的不足。想要让小林在相亲中立于不败之地，有一个好办法，就是带上自己的"心理名片"，快速拉近和女孩的心理距离。

在见面之前，小林先向介绍人了解了女孩的职业、兴趣、爱好，喜欢吃的食物、喜欢的服装品牌、喜欢看的书等，做足了功课，以便在见面时有的放矢。介绍人说女孩特别喜欢看刘慈欣的书，小林提前在包里放了一本刘慈欣的书，见面时假装找东西把书从包里拿出来。这一个小小的动作，马上拉近了女孩和小林的距离，也让女孩对小林的好感倍增。这一次，做足功课的小林，和女孩聊了四五个小时还意犹未尽。

小林和女孩彼此对对方心动，很快便确定了恋爱关系。

"心理名片"在心理学中也叫名片效应，是由苏联心理学家纳季拉什维利提出的，指的是两个人在交往时，如果一方首先表明自己与对方的态度和价值观相同，就会让对方感觉到你与他有更多的相似性，从而迅速拉近心理距离，也更容易建立良好的人际关系。

在运用名片效应时，主动向对方传递他们所能接受的、熟悉的、喜欢的观点或想法，然后再巧妙地融入自己的观点和思想，从而让对方认为你们的想法相近。

在使用名片效应时也需注意一定的技巧。并不是说向一个陌生人更多地展示自己，就能赢得对方的好感，而是在准备"展示名片"之前，要先观察对方，找到对方与自己相似的地方，如共同的兴趣爱好、相似的人生经历，在不经意间提起相近的话题，如果对方有兴趣就会主动聊起来。如果初次见面难以捕捉到特别的信息，可以从家乡、星座、孩子等话题聊起来，这些话题容易找到共鸣，打开交流的突破口，增进彼此之间的心理距离。

朋友茉茉利用名片效应，很快找到了心仪的工作。茉茉在女儿出生后，成为一名全职妈妈，女儿上幼儿园后，她打算重返职场。简历发出去后，她同时收到三家公司的面试通知。前两家公司得知茉茉有三年的职场空档期后，都表示不能接受，茉茉感到十分沮丧。最后一家是茉茉最心仪的公司，她提前在网上了解到，这个公司的老总曾经也做过一年的全职妈妈，后来自己创业。面试时，茉茉看到老总桌上有一张小女孩的照片，不用想，那一定是老总的女儿。茉茉看似无意，实则有意地说："照片上的小女孩好漂亮、可爱呀，应该有 4 岁了吧，我女儿也这么大呢。"

老总一听："好巧呀，这是我的女儿，刚过 4 岁。"

聊到关于孩子的话题一下子就拉近了老总和茉茉的心理距离，两人自然地聊起了孩子、教育、阅读、幼儿园、兴趣班等话题，当老总得知茉茉为了给女儿最好的陪伴，当了三年的全职妈妈后，说："我也当过全职妈妈，当过全职妈妈的人可以说是全能的，工作起来也会是最棒的，欢迎你加入我们公司！"

生活与工作中使用的工作名片，是工作中身份的证明；"心理名片"可以拉近彼此的心。在面试中想要一举成功，不仅要带上精美的简历和优秀的作品，还要记得带上你的"心理名片"。

在人际交往中，恰到好处地向对方展示你的"心理名片"，可以起到事半功倍的效果。恰当地使用"心理名片"，可以尽快促成人际关系的建立。

我们在人际交往中，如何正确使用"心理名片"呢？

● 打造属于自己的独特名片

打造属于自己的独特名片，适度地展示自己的兴趣、态度、价值观，有助于对方迅速做出判断，证明你是不是对方要找的人。如果你表达出的价值观和态度与对方相似，对方就会认为你和他是一类人，更愿意和你发展长久的友谊。如果你新认识一个人，发现他在聊到摄影的时候话匣子一下子打开了，你就可以和他多聊聊摄影。比如点头，说"是的，对"来表达对对方的认可。

● 学会观察，捕捉到对方的信息

和对方沟通时，要学会观察，及时捕捉到对方的信息。例如，观察一下对方的衣着打扮、饮食习惯等，我们可以利用这几个方面的内容打开对方的话匣子。

人都喜欢谈论自己感兴趣和在行的东西，如果对方侃侃而谈，你可以在对方停顿的时候，适当地给予回应，找出对方话语中的关键字，顺着关键字向下延伸。一个认真的倾听者，会鼓励对方继续讲下去，进一步拉近彼此的心理距离。

● 找到对方感兴趣的话题

陌生人在一起都会因为彼此之间的陌生感而有所戒备，想要打破陌生感，放下戒备，就要找到你和对方共同熟悉的一面，找到双方感兴趣的话题。如果对方对美食有着特别的偏爱，你就可以把你吃货的特质展示出来，在与对方聊天的时候也多向美食方面涉及。如果对方喜欢运动，你也恰好喜欢运动，就可以聊运动、健身等话题。

人际交往中，除了找到和对方的相同之处以外，也要选择在合适的时机，恰到好处地向对方展示自己的心理名片。一般来说，选在气氛比较轻松的时候展示自己的心理名片，会给对方留下深刻的印象。

记得打造好你的"心理名片"，并正确使用它，愿你在人际交往中如鱼得水。

为什么不完美的人更受欢迎

不完美的你才最真实可爱，总会有人为你而来。

做最好和真实的自己，你一定能遇见最想遇见的人。

　　你身边一定有这样的人：有的人生来就是人生赢家，从小到大都是"别人家的孩子"，读书时成绩优秀、工作后成就斐然，长相身材也无可挑剔；有的人虽然也是成绩优秀、工作能力突出，但又时不时地犯点小迷糊。

　　在完美和不完美之间，你会更乐意和谁成为朋友呢？

　　心理学上有一种说法叫作"出丑效应"，也叫犯错误效应、仰八脚效应，指的是那些没有缺点的精英，也未必受人欢迎。精明的人偶尔犯一些小错误，反而可能会成为自身的优点，让自己更受欢迎。

对于杰出者，取得过突出成就的人来说，一些微小的失误更容易拉近与他人的关系，因为人们会认为他并不是高不可攀的，认为他很真诚。相反，一个表现得完美无缺的人，反而会让人不敢接近。

1966 年，社会心理学家艾略特·阿伦森做过一个"印象形成"的试验。他把四段情节类似的访谈录像分别播放给受试者（48 位大学生），然后让参与测试的人进行打分。

第一段录像中的主人公是一位精英，他在自己所从事的领域非常成功。在接受采访时，他的表现堪称完美，台下掌声不断。

第二段录像中的主人公也是一位精英，与第一位不同的是，他在台上的表现略微有些羞涩，在自我介绍时表现得有些紧张，甚至碰倒了桌上的咖啡杯，把主持人的裤子都溅湿了。

第三段录像中接受采访的是一位普通人，整个采访平平淡淡。

第四段录像中也是一位普通人，情形跟第二段很像，他也把身边的咖啡杯碰倒了，弄湿了主持人的衣服。

教授告诉受试者，选出你们最喜欢的与最不喜欢的人。你能猜到结果吗？

最受人们喜欢的是第二段录像中的那个打翻咖啡杯的精英，95%的测试者选择了他；最不被人喜欢的人是第四段录像里的普通人，几乎所有人都选择了他。

结论是什么？

优秀但有瑕疵的人＞优秀人才＞能力普通者＞偶尔犯蠢的普通人。

对于优秀又完美的人，人们更多的是远远地欣赏，而不会和他做朋友。所以，不用刻意去追求完美，在努力的道路上保持自己的真性情反而更能让自己获得更多的认可和欣赏。

出丑效应带给我们怎样的启示？

生活中，我们应该怎么利用出丑效应做更好的自己？

● **做真实的自己，你不必取悦别人**

每一片绿叶有不同的脉络，每一朵花有独特的色彩。每个人都是独一无二的，每个人的人生都有不同的风景。林语堂在《人生不过如此》中写道："人生不过如此，且行且珍惜，自己永远是自己的主角，不要总在别人的戏剧里充当配角。"

每个人都有自己的优点，不要总是羡慕别人。做真实的自己，你不必取悦谁，不必讨好谁。无论是优点还是缺点，那都是自己独特的个性。

● 对自己宽容一些，犯点小错又如何

当工作中犯了错误时，考试没有取得好成绩时，事情没做好当众出丑时，就很容易陷入自责、难过的情绪中，不能原谅自己，甚至会耿耿于怀好多天。犯点小错又如何，无须过多地责备自己，更不要让自己一直陷入自责的情绪之中。

莎士比亚说，最好的好人，都是犯过错误的过来人；一个人往往因为有一点小小的缺点，将来会变得更好。凡事不过度苛求自己，才会有更大的成长空间。

● 不完美的你最可爱，总有人为你而来

你是否认为完美主义才可以帮助自己成功？事实上并非如此。完美太累，追求完美反而是成功路上更大的阻碍。一味地追求完美，在很多事情上反而会缩手缩脚，一旦达不到自己想要的完美就忍不住选择放弃。完成永远大于完美。

不完美的你才最真实可爱，不完美的你才会吸引真正欣赏你的人。在这个世界上，总有一些人是为你而来，或与你结伴而行，亦或是对你欣赏不已。

做最好和真实的自己，你一定能遇见最想遇见的人。

互利互惠是永恒法则

帮助别人，就是帮助自己；与人方便，就是与己方便。

　　玩过跷跷板的朋友都知道，两个人分别坐在跷跷板的两端，你用力一压，对方就翘起来；对方再用力向下压，你就可以翘起来。翘起来处在上方的感觉是兴奋的，如果游戏的双方都自私地不肯向下压，那么游戏就不能继续下去。

　　只有双方都不停地轮流向下压，才能交替享受游戏的乐趣。人与人之间的交往也是这样。人和人之间的互动，就像坐跷跷板，任何关心、帮助、友好都是相互的过程。一个永远不愿吃亏、不愿让步的人，即便真讨到了不少好处，也不会快乐。

有这样一个故事。在一个风雪交加的寒冷夜晚，有一对年迈的夫妇来到路边一家简陋的旅店投宿，不幸的是，这间小旅店早就客满了。"这已是我们寻找的第 16 家旅馆了，这鬼天气，到处都客满，我们怎么办呢？"这对老夫妻望着店外阴冷的夜色发愁。

店里的小伙计不忍心让这对老夫妻受冻，便建议道："如果你们不嫌弃的话，今晚就住在我的床铺上吧，打烊后我自己在店堂打个地铺。"

老夫妻非常感激，第二天要按照房价付客房费，被小伙计坚决拒绝了。临走时，老夫妻开玩笑似地说："你经营旅店的才能足够胜任一家五星级酒店的总经理。"

"那敢情好！起码收入多些可以养活我的老母亲。"小伙计顺口应和道，随之哈哈一笑。

不料想两年后的一天，小伙计收到一封来自纽约的挂号信，信中附有一张飞往纽约的双程飞机票，邀请他去拜访当年睡他床铺的老夫妻。

小伙计来到繁华的大都市纽约，老夫妻把他带到第五大街三十四街交汇处，指着一幢摩天大楼说："这是一座专门为你兴建的五星级宾馆，现在我们正式邀请你来当总经理。"

年轻的小伙计因为一次举手之劳，美梦成真。这就是著名的奥斯多利亚大饭店总经理乔治·波非特和他的恩人威廉先生一家的真实故事。这件事虽然有偶然性，但也有它的必然性。一个与人为善，为他人着想的人，人家就会用同样的善意去为他着想，给他提供机遇、为他的致富创造条件。

我的老家有一位叔叔，在小镇上开了个面馆，生意一直很不错。十几来年，叔叔和婶婶就靠着那个小面馆，把一双儿女都培养得很优秀，一个是重点大学的研究生，一个是本科生，毕业后两个孩子都有了体面的工作，在单位独当一面。后来，叔叔和婶婶在孩子们的建议下，离开了小镇，去大城市里和儿子一起生活。

叔叔的小面馆舍不得关，把它送给了一位亲戚经营，并把自己多年来的手艺和经验也一起传授给了亲戚。可是仅仅半年后，那位亲戚因为经营不善，小面馆关门了。叔叔不明白，为什么在自己手里十几年来红红火火的小面馆，到了亲戚手里这么快就不行了？

究其原因，叔叔发现亲戚经营面馆时只想着赚钱，不仅偷工减料，还欺骗顾客，连服务也跟不上。之前叔叔开面馆时，汤底都是真材实料的骨头汤，叔叔每天早上4点就起床熬一大锅香浓的大骨汤，而亲戚嫌骨头汤成本高，用调料和味精代替。叔叔做面时，每一碗面食材给足，比如，牛肉面、肥肠面、肉丝面里的牛肉、肥肠和肉丝都是足量的，还额外配了顾客喜欢的酸辣萝卜，顾客根据

157

需要自己添加；而亲戚只想着多赚钱而节约成本，面里的食材大幅缩水。叔叔开面馆时，街坊邻居只要有需要，叔叔婶婶都热心帮忙，而亲戚开面馆时，斤斤计较，和街坊邻居都处不来。小镇上的面馆主要就是做街坊邻居的生意，面馆到了亲戚手里，以前的老顾客去过一次之后再也不去了。生意不好，也只好关门了。

叔叔开面馆时总想着让街坊邻居吃得舒服、吃得开心，少赚一点也没关系，面馆却开得红红火火，赚了不少钱；而面馆交给亲戚打理后，亲戚只想着节约成本、多多赚钱，结果不但没赚到钱，面馆反而很快倒闭了。

给予别人、帮助别人表面上看起来是自己付出和损失了一些东西，但因为这些小小的付出，反而会有更大的收获，这就是"跷跷板互惠原则"。跷跷板互惠原则是人和人之间相处时，不可缺少的一门艺术。俗语说，助人为快乐之本。一个永远不吃亏的人，看上去是占了很大的便宜，但是久而久之，现实会告诉他，他失去的远远会比占到的便宜更多。

一位大学教授做过一次心理学试验。他随机给一些陌生人寄圣诞卡片。他估计只会收到部分人的回赠卡片，但没想到的是，回赠的节日卡片纷至沓来。

大部分回赠教授卡片的人根本没想过了解一下这位陌生人，他们只是自动回赠了卡片。

这个试验证明了人际互惠原则在人际交往中的作用。在现实生活中，我们总是尽量采用相同的方式回报别人为我们所做的一切。

所谓滴水之恩，涌泉相报。当我们受到别人的恩惠，或在收到礼物和邀请后，要同样去回报对方。互惠原则是人际关系中，一个普遍的社会准则。如果遵守它，我们将获得更大的利益；如果违背它，则会遭到无情的唾弃。因此，人们对那些只知索取不知回报的人心怀一种普遍的厌恶感，都极力避免与他们为伍。

人与人的交往中，帮助别人，其实就是帮助自己；与人方便，其实就是与己方便。我们怎么利用跷跷板互惠原则，在人际关系中如鱼得水、皆大欢喜呢？

● **想要得利要先学会吃亏**

李嘉诚曾说过一句充满人生智慧的话："一个人要赢得另一个人，其实很容易，那就是学会吃亏！"这句话读起来很没有道理，其实却很有深意。要想得利，要先学会吃亏。你想要获得别人的帮助，想要赢得好人缘，就先要去主动帮助别人，不计较得失。善良的人自会结出善缘，凡是你对别人所做的，都是你对自己所做的。日后总会有一些机缘，让你的付出回报到自己身上。

● 帮助别人就是疗愈自己

有一位在工作上颇有成就的人得了轻微的抑郁症。他觉得工作、生活、赚钱都没意思。于是去看心理医生，医生建议他每天去帮助一个人，或者为身边的人做一件好事。他按照心理医生的建议，每天主动帮助一个人。一个月后，他去找心理医生说："真是太不可思议了！当我牺牲自己的时间、金钱去帮助别人时，反而获得了从未有过的满足和快乐。"

● 赠人玫瑰，手有余香

有一位独居老人，她喜欢种花。有一天邻居过生日，她将自己种的花送给邻居。看着邻居的笑脸，老人也感到很快乐。于是，她经常把花送给邻居们。邻居们也给予老人善意的回报。有好吃的东西给老人送去，有事主动去帮助，孩子们也常常去老人家里玩，老人从此不再感到孤独了。

善意的付出，会感受到付出的快乐，也会收获好人缘。而良好的人际交往，会让人感受到被认可、肯定，心理上产生满足和愉悦感，让人更加健康和快乐。

赠人玫瑰，手有余香。在邻里之间的相处中，同事朋友的相处中，主动地付出善意，你将会收获同样善意的回报。

如何在交往中保持吸引力?

一见钟情是偶然事件，日久生情才是生活常态。

我们见到某个人的次数越多，就越容易喜欢上对方。

生活中有一个很有趣的现象：我们原本觉得不那么好看的人，可是看多了之后，竟然觉得越看越好看；我们明明没有很想去某个地方，可是听别人说得多了，或者图片看多了，就会心向往之；我们明明没有那么喜欢某件衣服，可是当有人不断地推荐给你时，就会忍不住买下它；我们对某样食物并没那么感兴趣，可是听同事介绍得多了，也会忍不住试一试；我们原本对某个明星是无感的，但是追完他（她）的一部剧之后，不知不觉就会喜欢上他（她）……

在爱情里也是如此。电影里、电视剧里有太多这样的情节：男主角或女主角原本对某个人并无好感，甚至还觉得对方讨厌，可是在一次次的偶遇之后，或者恰好在同一公司因为工作需要经常接触，时间久了，两个人竟然发生了化学反应，不知不觉地爱上了对方。

心理学上把这种现象称为曝光效应，也叫多看效应、暴露效应、接触效应。社会心理学定义为熟悉定律，指的是人们会偏好自己熟悉的事物，对于经常出现在眼前的人会产生好感，熟悉程度越高，喜欢的程度也会递增。对人际交往吸引力的研究发现，我们见到某个人的次数越多，就越觉得此人招人喜爱、让人愉快。

美国社会心理学家扎荣茨曾经做过这么一个试验。

他让受试者观看某校的毕业纪念册，自此之前，确认这些受试者并不认识其中的任何一人。之后，再让这些受试者观看一些人的相片，其中有的人之前出现了二十几次，有的人出现了十几次，而有的人则只出现了一两次。

之后，邀请受试者评价他们对照片的喜爱程度。结果发现，在毕业纪念册里出现次数越高的人，被喜欢的程度越高。也就是说，那些出现二十几次的人受欢迎程度最高。

该试验表明，观看的次数增加了喜欢的程度。扎荣茨把这个现象称为"单纯曝光效果"。这个试验表明，只要一个人、事、物不断在自己的眼前出现，出现的次数越多，就越有可能喜欢上他（它）。

常常网购的人会有这样的体验，一个看上去不错的物品，一次次被推荐出现在你的面前，看的次数越多，购买的机会就越大。恋爱中也是这样，越是熟悉的人，就越容易日久生情。这些越看越喜欢的例子，都属于曝光效应。

生活中的广告宣传正是利用了曝光效应，通过传播媒介，使某样东西频繁地出现在大众视野中，利用广告的重复性增强人们的大脑记忆，从而使曝光效应发挥作用。比如，我们经常看到一个广告，那么某天在购买同类物品时，大脑中就会出现那个物品的样子，更容易去购买它。明星也利用曝光效应，通过社交媒体、电视、报纸、杂志、网络等提高自己的曝光率，为自己塑造良好形象，从而吸引更多观众的喜爱。

在人际关系中，我们如何利用曝光效应，让自己保持吸引力呢？

● 重视交往中的第一次见面

要想让曝光效应发挥很好的作用，必须重视交往中的第一次见面。在人际交往中，人们往往容易有先入为主的观念，良好的第一印象可以起到事半功倍的效果。第一次见面的小细节一定要注意：如提前几分钟到；保持良好的形象，喷一点淡淡的香水；提前了解对方的喜好，准备好见面时谈论的话题……你在对方的心里留下了很好的第一印象，后面的交往自然就容易多了。

● 日久真的可以生情

在感情的世界里，一见钟情是偶然事件，日久生情才是生活常态。所谓日久生情，是指人的感情会随着相处的时间和互动的频率而让彼此的好感度提升，它是一个感情层层递进的过程。哪怕两个人的外表、身份、背景看上去有 99% 的不可能，也有机会因为那 1% 的可能而暗生情愫。

● 职场上要保持存在感

在职场上，利用曝光效应提升自己的存在感，同样可以起到事半功倍的效果。我们细心观察就会发现，那些经常在领导身边出现的人，往往更受到领导的喜欢和器重；工作中积极主动的人，往往更容易升职，这些都是因为曝光效应。

提升存在感不是溜须拍马，而是做事更积极主动。比如，大会上积极发言，让领导更容易记住你；电梯里遇到领导时不要躲避，而应礼貌地问候；工作中不能只埋头做事，还要找领导主动沟通工作细节，汇报工作进度。和同事的相处中热情一点，主动帮点小忙，有机会一起吃饭、聊天，外出时带点小礼物，这些都有助于让你在职场中提升存在感，保持好人缘。

● 巧用细节提升好感度

如果你喜欢一个女孩，可以利用细节提升她对你的好感度。比如，创造相遇机会，尽可能多地在她身边出现。如果她在某个时间会去图书馆，你就在同一时间去图书馆和她偶遇；如果她经常去咖啡厅、健身房，你就在咖啡厅、健身房和她偶遇。随着曝光率的提升，熟悉度和好感度也会跟着提升。

提升你的曝光率，保持你的吸引力。愿你在工作和爱情上都收获满满。

体现一个人成熟与否的边界意识

每个人都有自己的心理边界，再亲密的关系，也要有距离。
在人际交往中，要守护好自己的边界，也要尊重对方的边界。

在我们的日常生活中，会遇到许许多多关乎边界的事情。边界问题关系到我们生活的方方面面，可以说，只要有人出现的地方，就一定有边界的问题。

一个在人际关系中如鱼得水的人，不一定是人缘最好的，但一定是在人际交往中最有边界意识的。一个在职场生涯顺利的人，不一定是工作能力最好的，但一定是在职场工作中最有边界意识的。一个在婚姻中幸福美满的人，不一定是最体贴和收入最高的，但一定是在婚姻生活中最有边界意识的。国与国之间有边界，人与人之间也有边界。守护好自己的边界，不擅自闯入别人的边界，是非常重要的事情。

小林毕业后进入一家企业工作，父母交代他在办公室一定要勤快点，别人有什么事能帮就多帮，工作能多做就多做，这样可以给领导和同事留下好印象，你对别人好，别人自然就会对你好。

初入职场的小林，还没有建立职场工作的边界意识，他觉得父母说得很对。小林听从父母的建议，在公司里对同事有求必应。凡是同事向他提出的要求，无论大事小事，哪怕是超越他能力和职责范围的事，他也一口答应下来。

小林的工作本身就很繁忙，他要接受入职培训、要学习，还有很多领导交代下来的工作要做。刚开始，小林只是偶尔帮同事复印一下资料，但同事们看小林好说话、有求必应，有事都找他帮忙。比如，复印资料、打印材料、帮同事买早餐、帮整个办公室的人订午餐、帮忙打电话、和其他部门的人沟通，这些原本不是小林分内的事，都被小林揽在手里。为了帮助别人，很多时候他不得不停下自己手头上的工作，去做别人应该做的事。自己的工作，只好留下来加班做。由于做了很多不属于他的工作，他的下班时间也越来越晚。

167

　　有一次，小林因为在忙同事们交代的事情，而忽略了领导交给他的重要工作，被领导狠狠地批评了一顿。领导好心提醒小林，每个人都有自己的工作，小林要做的是把自己分内的工作做好，他没有义务承担别人的工作。公司有完整的考核制度，如果小林因为帮别人做事而影响到自己的工作，就很难能通过公司的业绩考核，最后会被公司辞退。

　　小林这才明白，自己是吃力不讨好，为了所谓的好人缘，揽下那么多不属于自己的事情，为此影响了自己的本职工作，还白白地加了那么多班，真是太傻了。小林感谢领导的提醒，对同事也不再有求必应，拒绝了那些不在自己职责范围内的事，把精力都放在自己的工作上，最终以优异的成绩顺利通过了公司的考核。

　　在人际关系中有一种法则，叫刺猬法则，强调的就是人际交往中的边界意识。

　　刺猬法则来自生物学家们做的一个试验：寒冷的冬天，生物学家把十几只刺猬放到户外的空地上，目的是研究它们在寒冷天气的生活习性。

　　这些刺猬被冻得浑身发抖，为了取暖，它们只好紧紧地靠在一起，然而靠拢后却发现无法忍受彼此身上的长刺，很快就又各自分开了。

　　然而，天气实在太冷了，分开之后只能又靠在一起取暖。就这样，分开，靠近，再分开，再靠近。经过反复折腾之后，刺猬们终于找到了一个比较合适的距离，既能够相互取暖又不会被扎到。后来，心理学家根据这一试验总结出了著名的刺猬法则。

　　刺猬法则主要是指人际交往中的"心理距离效应"。在职场中，每个人都应该巧妙运用该法则，正确处理与领导、同事之间的关系。

　　刺猬法则不仅适用于与陌生人的交往和职场关系之中，同样适用于亲密关系和亲子关系中。在亲密关系中，不要因为你们是男女朋友，或者结婚了，就可以干涉对方的私人生活，如果这样想那就大错特错了。在亲密关系中，如果一方缺乏边界意识，一定会导致频繁的争吵。缺乏边界意识的那一方，如果没有认识到自己的错误并加以改正，那么这段感情离结束也不远了。

　　在亲子关系中，父母要懂得尊重孩子，尊重孩子的边界意识。如果父母觉得孩子是自己的，应该一切都听从自己的安排，一切事情都替孩子做主，把孩子当提线木偶一般，比如，孩子想学这个，非让他学那个；偷看孩子的日记本……不懂得尊重孩子的父母，必然得不到孩子的尊重，亲子关系一定也会不断恶化。

　　每个人都有自己的心理边界，再亲密的关系，也需要独立的空间和属于自己的交际圈，在保持亲密的同时也要保持一定的距离

169

感。一段健康长久、彼此滋养的关系，一定是双方都有边界意识，彼此尊重对方的私人空间。

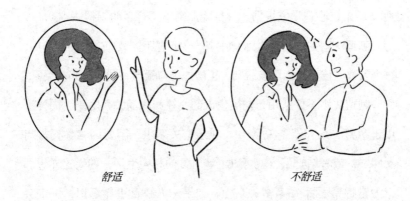

舒适　　　　　　　　　　　　不舒适

人与人之间的关系，必须要有明确的边界意识，互不侵犯，才能保持友好的关系。一个没有边界意识的人，在人际交往中很容易侵犯到别人的边界而不自知，在别人侵犯自己的边界时也只是一味地忍让，不知道如何拒绝。建立边界意识，首先要守护好自己的边界，对一切不合理的要求勇敢地说不。其次要尊重别人的边界，凡事问问自己，这是别人的事还是自己的事，是别人的事，就尊重别人的想法和做法。

生活中，我们如何利用刺猬法则，建立自己的边界意识呢？

● 工作中一定要分清界限

想拥有顺利的职场生活，一定要有边界意识。要分清自己和他人的工作职责，是自己职责范围内的事情，不能推卸责任，不要随意去麻烦别人。不是自己职责范围内的工作，一定不要主动包揽，同事要你去做，要学会拒绝。做事有界限，别人才不会看轻你和欺负你。工作中不要主动去谈自己的私事，也不要去打听同事的私事。在工作中保持边界感，工作起来会更舒心，也更容易赢得别人的尊敬。

● 不要侵犯别人的"私人领地"

每个人都有自己的"私人领地"，私人空间非请勿进，任何人都不能随意被侵犯。很多家庭中老人和子女一起生活，如果相互尊重彼此的边界，住在一起会其乐融融，不然就会矛盾不断。那些喜欢打听别人私事，在背后嚼舌根的人，大家都避之不及。同事、朋友、邻里之间，切不可擅闯对方的"私人领地"。有边界感，才有好人缘。

● 夫妻之间也要"亲密有间"

人们习惯和陌生人保持距离，却忘记了夫妻之间也要"亲密有间"。有人一旦结了婚，就认为伴侣是属于自己的，想按照自己的意愿去改造和干涉伴侣，最后却是两败俱伤。再好的夫妻也要有边界意识，结了婚的两个人依然是独立的个体，只有彼此尊重、亲密有间，感情才会越来越好。

● 亲子关系也要有边界

在家庭教育中，父母和孩子也需要"亲密有间"。没有界限的亲子关系，会让整个家庭陷入一种混乱的状态，只会带来窒息和压抑感。作为父母要多陪伴孩子，但也要适时地保持距离，尊重孩子的独立性，不过度参与孩子的人生；作为子女，与父母再亲近，也要有清晰的界限，要保持自己的独立性，不过度依赖父母。

于丹说，彼此之间留一点分寸，留一点余地，花未全开，月未圆，这是人与人之间最好的境界。人与人之间，要守护好自己的边界，也要尊重对方的边界，"亲密有间"才是最好的距离。

自我疗愈练习

　　认真回答下面的问题，帮助你梳理在人际交往中的优势和不足，并找到解决方案。

1. 你对自己现阶段的人际关系满意吗？为什么？

＿＿＿＿＿＿＿＿＿＿＿＿＿＿＿＿＿＿＿＿＿＿＿＿＿＿＿＿

＿＿＿＿＿＿＿＿＿＿＿＿＿＿＿＿＿＿＿＿＿＿＿＿＿＿＿＿

2. 你希望自己拥有怎样的人际关系？

＿＿＿＿＿＿＿＿＿＿＿＿＿＿＿＿＿＿＿＿＿＿＿＿＿＿＿＿

＿＿＿＿＿＿＿＿＿＿＿＿＿＿＿＿＿＿＿＿＿＿＿＿＿＿＿＿

3. 列出你在人际交往中的优势、不足、和期望。

　　你的优点、优势：＿＿＿＿＿＿＿＿＿＿＿＿＿＿＿＿＿＿＿

＿＿＿＿＿＿＿＿＿＿＿＿＿＿＿＿＿＿＿＿＿＿＿＿＿＿＿＿

　　你的不足、遇到的问题：＿＿＿＿＿＿＿＿＿＿＿＿＿＿＿＿

＿＿＿＿＿＿＿＿＿＿＿＿＿＿＿＿＿＿＿＿＿＿＿＿＿＿＿＿

　　你希望具备的社交能力：＿＿＿＿＿＿＿＿＿＿＿＿＿＿＿＿

＿＿＿＿＿＿＿＿＿＿＿＿＿＿＿＿＿＿＿＿＿＿＿＿＿＿＿＿

4. 结合本章内容和自己的实际情况，想一想你将从哪些方面入手，

来提升自己的社交能力和维持良好的人际关系？

（1）_____

（2）_____

（3）_____

（4）_____

（5）_____

5. 建立一份详细的朋友资料表格。

古龙大师说，世间唯一无刺的玫瑰，就是友情。朋友是人生的财富和资源，决定着我们人生的质量。朋友需要记得，更需要用心去维护，但有时忙着忙着就忘了。在电脑里建立一份完整又详细的朋友资料表格，可以起到事半功倍的效果。

朋友资料表格 1（重要的朋友、同学、同事）

姓名	年龄	生日	电话	性格	爱好	职业	住址

（续表）

备注	重要的朋友，要重点维护。记得他们的生日，生日时送份小礼物。平时要多联系，打电话、约个饭、聊聊天，朋友圈多去看看并时不时地点赞点评，这些都有助于保持彼此间的感情

朋友资料表格2（各行各业认识的普通朋友）

姓名	公司名称	所在行业	职位	外形特征	认识场合	电话	微信、邮箱
备注	这些朋友也不能忽略，但不必刻意维护。记录下认识场合和对方的外形特征，有助于加深记忆。你可以找个理由向对方请教专业问题，请教之后，对方对你的印象也会加深。平时偶尔电话联系，节日时问候一下，朋友圈点赞点评，都有助于增进感情						

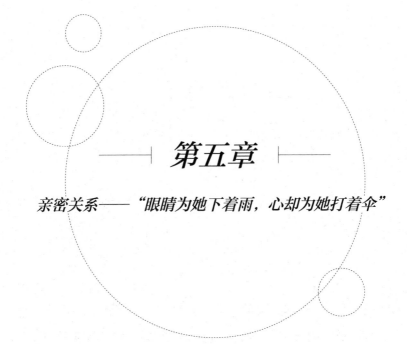

第五章

亲密关系——"眼睛为她下着雨，心却为她打着伞"

泰戈尔说："眼睛为她下着雨，心却为她打着伞，这就是爱情。"

每个人的爱情就好比一个花园，开花还是长草，全在于你如何打理。

约会有套路，姑娘们要小心

夜晚比白天更容易产生爱情，更容易产生心动的感觉。

光线幽暗的场所会让人更放松，也更容易产生浪漫和亲密感。

男生小哲爱上了公司新来的同事然然。小哲和然然在不同部门任职，然然第一天上班时，小哲在茶水间遇到她，便心动不已。他私下打听过，然然并没有男朋友，小哲决定追求然然。

小哲经过观察发现，然然会在固定的几个时间去茶水间。他就经常装着和然然在茶水间偶遇，一来二去，两个人熟悉了，小哲成功地拿到了然然的微信。然然对小哲也很有好感，两个人在微信里聊得很愉快。小哲也知道了然然的爱好，然然喜欢户外运动，周末经常去打球、爬山、徒步、郊游。小哲说："以后周末我和你一起运动吧。"然然回答："好呀，我也想多个伙伴呢。"

每个周末，小哲陪然然去运动馆打球，去郊外登山，和一群年轻人一起参加同城徒步。运动结束后，小哲带然然吃她喜欢的海鲜或是找一家特色农庄吃农家菜。相处时间越长，小哲越喜欢然然。小哲能看出来，然然对他是很有好感的，可是大半年过去了，两人依然保持着普通朋友的距离，不近不远。

小哲很着急，到底要怎样做才能赢得然然的芳心，让两人的距离再近一些呢？小哲向朋友中公认的"恋爱高手"请教。接下来小哲改变了策略，他把和然然的约会从白天改到了晚上。

这一次，小哲约然然去看夜场的海洋馆，当然然身穿长裙浅笑嫣然地出现在小哲面前时，小哲看呆了。以前白天和然然出去时，然然总是穿着运动装，这次夜色下化着淡妆的然然真的太美了。小哲早就在市里最浪漫的106层旋转餐厅订好了位置，当他和然然一起坐在靠窗的位置，听着优美的钢琴曲，品尝着精致可口的食物时，他发现然然看他的眼神都和以往不同了。那天晚上，他们聊得非常愉快，在西餐厅淡黄色的灯光下，浅笑嫣然的然然更让他心动。空气中充满了浪漫温情的感觉，那是和然然白天一起去运动、郊游时完全不同的感受。

从餐厅出来，小哲带然然去了夜场海洋馆。小哲主动牵然然的手，然然没有拒绝。那天，在海洋馆最浪漫的约会地点水母馆里，当梦幻般的水母群出现时，一切简直太唯美了，就像一个美好的梦。小哲忍不住吻了然然，然然也抱住了小哲，他们在海洋馆最浪漫的地方忘情地拥吻。

从这天起，小哲和然然恋爱了。后来小哲才知道，然然早就喜欢上他了，但是每次他们都是约在一起参加户外运动，运动时经常是一帮年轻人一起，然然并不确定小哲是真的喜欢她，还是只是喜欢户外运动。

生活中，我们会发现，夜晚比白天更容易产生爱情，更容易产生爱和心动的感觉，这就是恋爱中的黑暗效应。如果你想追求一个女孩子，晚上约会比白天更容易让她心动，光线昏暗的场所会让人更放松，也更容易产生浪漫和亲密感。

黑暗效应是指在光线比较暗的场所，约会双方因为看不清对方的表情，因此降低戒备心理，增加安全感，从而增加亲近感。

社会心理学家表示，在昏暗的环境下，人们对周围事物的感知度降低，内心的安全感更高，因此更容易放下伪装，从而更轻松地敞开心扉。

黑暗可以拉近人们之间的距离，这是有科学依据的。在光线幽暗的环境中，人们会不自觉地放下内心的防备，约会双方更加容易拉近彼此的距离，很大程度上增加了恋人之间的亲密感。所以，夜晚比白天更容易产生亲近感和浪漫感，也更容易敞开心扉地交流，黑暗中的约会更有利于恋情的发展。假如你有喜欢的人，一定要把约会时间定在晚上。

有两家餐厅都开在闹市区，生意非常好。一天晚上，另一家餐厅突然停电了，维修许久也没好。情急之下，老板买来几大包蜡烛，在每张桌子上点了几支蜡烛。当天是周末，老板交代店员，要告诉客人，今晚本店特意准备了周末烛光晚餐，每桌赠送一道甜品。两家餐厅，一家灯火通明，一家烛光摇曳。店员们都想，看来今晚店里是没什么生意了。没想到，客人们到来后，在两家餐厅前犹豫了一下，最后选择了烛光晚餐。虽然停电，但那天晚上，店里的生意竟然出乎意料的好。这个发现，让老板灵机一动，将每周六改为店里的烛光晚餐日，并且成为那家餐厅的一大特色。

在夜晚光线不是十分充足的环境，可以给人们更多的安全感，黑暗的空间可以让人卸下白天的伪装，有一个更放松的心态，不必像白天那样时刻注意自己的言行举止，可以适当地放松自己。人在心理上放松了，无论是谈事情还是聊天，都会让彼此间的沟通变得更加愉快。

黑暗效应虽然是针对约会的人们提出来的，但也不仅仅适用于约会，对普通的人际交往也能起到积极的作用。研究表明，光线可以调节人们的情绪。当夫妻俩不开心的时候，交谈前调暗光线，更容易有一个沟通的氛围，争吵的概率就会降低。和客户谈工作、谈合作时，选择晚上环境清静优雅的咖啡厅，会比白天西装革履、正襟危坐更放松，也更容易沟通和促成合作。

当然，用黑暗效应，可以帮助你更快地追求到喜欢的女孩。

● 选择最佳约会场所

知道了黑暗效应，约会地点可不要再选错了哦。

常见的场所有夜场电影院、环境优雅的咖啡厅、小酒吧、夜晚的海洋馆、夜场游乐园、夜场动物园、夜晚的广场、环境优美的小路等，都可以让你喜欢的人放下戒备，增加约会成功的概率。

幽暗柔和的光线给彼此带来了表露心声的机会，优雅浪漫的环境，也会让彼此自然而然地做一些亲密的举动，助你追求成功。最佳约会地点还有很多，可以把你所在城市的约会打卡胜地都罗列出来，带上喜欢的人，来一场浪漫的约会吧。

● 适度地展示脆弱的一面

白天工作时，每个人都会展示自己坚强的一面，在不同行业不

183

同岗位独当一面。到了晚上，当人们放松下来时，就会露出自己最真实的一面。在你喜欢和喜欢你的人面前，不妨适度地展示自己脆弱的一面，也是你内心最柔软的一面，脆弱的一面会让你更加真实立体，也能够让对方更了解你。

女孩在男孩面前适度地展示自己脆弱的一面，不管是黯然神伤，还是默默落泪，你柔弱的一面都会激发男孩的疼爱和保护欲，这种发自内心的疼爱和保护欲，会让他对你的爱越来越深。当男孩在女孩面前适度地展示自己脆弱的一面时，反而会更容易吸引女孩，获得她的主动关心，拉近彼此之间的距离。

● **巧用肢体语言撩动恋人的心**

曾经有心理学家专门针对两性的沟通提出了一个公式，当我们在两性关系中传递信息的时候，语言内容的好坏只占7%，声音的语调占38%，其余的55%都是由我们的肢体语言，也就是我们的动作决定的。

夜晚的约会是最容易展示个人魅力的时候，在灯光的作用下，吸引力也随之提升。男孩面对心仪的女孩，带着一脸宠溺的笑，看着你对面的女孩，眼神温柔又满含深情，相信没有几个女孩能够抵挡。女生可以使用的肢体语言就更多了，睁大眼睛听他说话，撩下头发，露出迷人的锁骨，最是那一低头的温柔，像一朵莲花不胜凉风的娇羞，在不动声色中撩拨他的心。

　　爱情是世界上最美的感情。愿你收获最美好的爱，内心充满幸福。

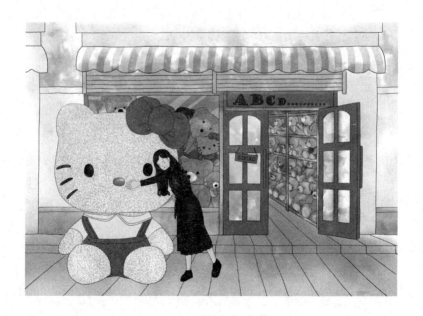

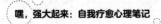

越危险的地方，越容易产生爱情

选对了约会场所，追求就成功了一半。

心理学家研究表明，危险的环境可以促进彼此的感情。

你会用什么方法追求心仪的女孩呢？

每天送礼物，买她爱吃的食物，对她嘘寒问暖？陪她去看电影，陪她旅行，吃烛光晚餐？经常送鲜花、衣服、护肤品？为她做饭煲汤，悉心照顾她？这些都是大家追求女孩时常用的方法。

现在我要告诉你一个新的追求女孩的方法，那就是带她去相对危险的地方。比如，坐过山车、走摇摇晃晃的吊桥、玩密室逃脱……这些看起来有些危险刺激的游戏，反而会有利于你们感情升温。

因为，越危险的地方，越容易产生爱情。

朋友包包最近爱上了一个男孩。这个男孩是包包妈妈朋友的儿子，据说是一表人才，名校毕业，目前在一家银行任职。包包不想相亲，但是在妈妈的逼迫之下，包包只好答应去见一面。

为了不让对方看上自己，包包穿得很随意。白 T 恤、牛仔裤、运动鞋、棒球帽，她打算坐几分钟等妈妈走了就开溜。妈妈带着包包去了一个咖啡厅，刚坐下，那个男孩就来了。巧得很，对方穿得和包包一样，白 T 恤、牛仔裤、运动鞋。

包包避开妈妈，用英语对他说："巧了，我们竟然穿得一样！"

男孩说："是呀，被我妈逼来的，打算坐几分钟就走，去游乐园。"

包包说："那就更巧了，我原本也打算坐几分钟就去游乐园。"

男孩说："要不一起？现在就溜，坐这里多尴尬。"

说走就走，俩人和各自的妈妈打了个招呼，便一起出门了。包包想，就当约了个伴一起去游乐园玩吧。两人直奔市里最大的游乐园，包包以前都是和闺密一起来的，闺密和包包的胆量都不大，那些刺激的项目都不敢玩。包包有点想试一下，可是又没人陪她一起壮胆，只好作罢。今天可不同了，有个男生作陪，包包想痛痛快快地把以前不敢玩的项目都玩一下。那天，他们一起玩了海盗船、激流勇进、鬼屋、大摆锤，还有最惊险刺激的十环过山车。

简直太刺激了！每个项目，包包都尖叫不止，心跳加速。男孩很绅士地帮包包背着包，在包包害怕尖叫的时候用胳膊环在她的背后，在她吓哭的时候一边给她递纸巾，一边笑着说她是胆小鬼。这一天，包包觉得这是她长这么大以来，最放松的一天。她平日在工作中积累的压力，全都随着尖叫声烟消云散了。

当包包和男孩从游乐园出来的时候，她感觉自己变了。她对这个男孩子产生了一种莫名其妙的心动的感觉，男孩看她的眼神也变得不同了。

回去后，包包和男孩经常在微信上聊天，越聊越开心。他们发现彼此竟然有那么多共同语言，喜欢的明星、喜欢的音乐、喜欢的书籍、喜欢的运动、喜欢的游戏竟然都是一样的，简直是太巧了。

之后的一个周末，男孩约包包去玩密室逃脱游戏，这也是包包最喜欢玩的游戏之一。他们一起选了恐怖类的密室逃脱游戏，在好几个场景中，包包被吓得哇哇大叫，不由得躲到了男孩的怀里。直到游戏结束，包包的心一直还在怦怦地跳个不停。她不知道是游戏的惊吓，还是因为男孩的那句"别怕，有我在"的话语。

后来没多久，包包真的和男孩恋爱了。两边的父母高兴得合不抵嘴，两家父母本来就是朋友，彼此知根知底，两个孩子一结婚，那就是锦上添花了。

恋爱中有个心理学现象叫吊桥效应，指的是当一个人小心翼翼通过吊桥时，会不由自主地心跳加快。这时如果刚好遇见另一个人，那么会认为是对方导致自己心跳加快，从而滋生出情愫。

现在你知道，为什么很多男生喜欢将女生约到游乐场了吧？

美国著名心理学家阿瑟·阿伦做过一个试验：他雇用了一位年轻漂亮的女孩作为研究助手，让她找一些男大学生进行试验。受试的大学生只需要完成一张调查问卷，然后根据一张图片编一个小故事。

受试男大学生被分为三组，调查地点分别是：

1. 安静的公园；

2. 一座坚固而低矮的石桥；

3. 一座危险的吊桥。

漂亮的女助手完成调查之后，把自己的名字和电话号码告诉了每一位参与试验的男大学生，如果他们想进一步了解试验或者想跟她联系，可以给她打电话。

阿瑟·阿伦所要探讨的问题是：男大学生们会编出什么样的故事，谁会在试验后给漂亮的女助手打电话？

189

试验中很有意思的一点是，那些在危险吊桥上参与试验的受试者，给女助手打电话的人数最多，而他们所编撰的故事中，也含有更多爱情色彩。

心理学家分析，当人处于危险的情境之中时，会不由自主地心跳加速、呼吸急促，这种由害怕或恐惧带来的生理上的变化，是不以人们的意志为转移的。人们会对自己的生理表现寻求一个合理的解释，一是因为吊桥上的美女让自己心如小鹿、呼吸急促；二是危险的吊桥让自己心跳加速；三是二者都有。在吊桥上参与实验与在其他环境参与实验相比，受试者会认为是吊桥上的美女让自己心跳加速，让他们对调查者产生了更多的兴趣，于是更多地拨通了女助手的电话。

生活中或者影视作品中也常常能见到这样的场景：一位漂亮的女生处在危险之中，英俊的男生英雄救美后与其喜结良缘；恋爱中的两个人在跑来跑去之后，停下来深情拥吻；为了躲避危险一男一女携手狂奔，然后是彼此情感的进一步升华；玩刺激的过山车游戏之后，两个人有了心动的感觉。这些场景的相似之处，都是危险或刺激的环境唤醒了人们的生理反应，心跳加速、呼吸急促，人们往往会把这种生理反应归因为"我为他（她）心动、心跳加速"，最终彼此相爱。

阿瑟·阿伦的研究给恋爱中的人们一个启示，就是危险或刺激的环境可以增进彼此的感情。

恋爱中的人们如何利用吊桥效应，追求到心仪的异性，或者进一步增进彼此的感情呢？

● 约会场所选对了，就成功了一半

每个女孩都有自己独特的个性和喜好，当你好不容易约到心爱的女孩，要怎么选择约会场所呢？选对了约会场所，追求就成功了一半。

选择咖啡厅还是游乐场，要根据女孩的性格投其所好。一般情况下，性格文静、生性浪漫的女孩更喜欢植物园、咖啡厅这些环境优雅、安静的场所，两个人散散步，聊聊天，谈谈理想、工作、人生、愿望，增加对彼此的了解。

性格活泼、喜欢运动的女孩，就要陪她一起玩、一起闹、一起笑。对于性格活泼的女孩，约会时带她去各种游乐场，体验开心、刺激的游戏设施，不仅能让两个人玩得更高兴，也能让感情进一步升华。

● 给彼此更多的时间增加了解

如果女孩在吊桥效应下，对一个男孩迅速产生好感，不要马上做决定。请记住，接下来你要更多地观察他，给彼此更多相处的时间，增进双方的了解。

有可能你会发现他越来越好，你们的感情自然地得到升华；也有可能，了解一段时间后，你会发现他并不是你喜欢的类型，那一定是在吊桥效应的场景下你因环境引起的心跳加速，而误以为你为他心跳。那就继续做普通朋友吧。

● **心动了，要乘胜追击**

当女孩对你心动时，你不要以为就追求到她了。真正想要她爱上你，你需要花一番心思。生活不是游乐园，惊险刺激只能是偶尔的饭后甜点。恋爱和生活一样，最后都需要落实在实实在在的细节上。

不管是什么性格的女孩，都会被男孩的温柔所打动，都喜欢被一个人捧在手心里呵护着。比如，记下她喜欢吃的食物，突然送到她的楼下；送她最喜欢的礼物，她偶尔提一下，你就记住了；每天再晚也去看看她，跟她说没见到她，就觉得这一天没过完……爱情就像一个糖果盒，你们为对方做的所有甜蜜的事，都会存在专属于你们的糖果盒里，成为你们日后的美好回忆。

雨果说，人生是花，而爱便是花的蜜。愿你爱着的那个人，正好也爱着你。

你喜欢的人是否也喜欢你

杯子和杯子的距离，代表着人和人之间的距离。

或早或晚，你一定会遇见那个和你两情相悦的人。

小彬最近遇到了一件烦心事。他喜欢上了合作公司的一个女孩，两人在一个酒会上认识，聊过之后发现二人是校友，女孩是比小彬低一届的小师妹。因为是校友，不由得就觉得亲切多了。再加上工作的缘故，他们见面的机会也多，两个人渐渐熟悉起来。

小彬和师妹的公司离得不远，中午经常约她一起吃饭。每次约师妹出来，她都不拒绝，经常在公司附近的茶餐厅点三个菜、两碗饭，两个人边吃边聊，很开心。周五，小彬会开车带师妹去稍远一

193

点的酒店吃一顿大餐，师妹执意要和他 AA 制，小彬也不拒绝。

有时，师妹在工作上受了委屈，也会向小彬倾诉。小彬毕竟比师妹早一年工作，又是同行，工作上也可以给师妹很多有用的建议。有时师妹也会和他说一些女生的小秘密，如又长胖了，怎么办；喜欢的"爱豆"出新歌了，上新节目了，好喜欢……小彬很喜欢和师妹聊天，他们在一起好像有说不完的话，聊不完的天，从工作、公司、同事、未来的职业规划，聊到同学、母校、老师、同学之间的八卦以及某位老师的趣事。

有时晚上师妹加班晚了，会给小彬打电话，让小彬送她回家；有时，师妹逛街时会约上小彬，让小彬陪她逛街，选衣服拿不定主意时，小彬说穿哪件好看，师妹就会选哪件。师妹对小彬说，自己刚来这个城市不久，没有其他熟悉的人，幸好有小彬这个师兄在，让她感觉没有那么孤单，小彬对她来说，就像哥哥一样亲切。

可能是日久生情，在不知不觉中，小彬爱上了师妹。他不知道师妹只是单纯地把他当成朋友，还是喜欢他。他想要表白又不敢贸然表白，生怕表白了会引起尴尬，到时两个人连朋友也不能做了。朋友给小彬出了一招，让小彬既能知道师妹是不是喜欢他，又不至于尴尬。

那个周末，小彬特意细心打扮了一番，约师妹到一个浪漫的西餐厅吃晚饭。

师妹见到小彬说："哇，师兄今天好帅呀！是有什么特别的事情况吗？"

小彬说："这么美的地方，不打扮一下都对不起这么浪漫的环境。"

小彬和师妹像往常一样聊天，聊同事、聊同学、聊八卦、聊新闻热搜……小彬点了红酒，他和师妹碰杯之后喝了一口，放下杯子时，悄悄地把自己的杯子靠近师妹的杯子。每喝一次，放下来的时候就让自己的杯子和师妹的杯子碰近一点。小彬做得不留痕迹，他发现师妹对这个小细节也毫不在意。最后，小彬把自己的杯子和师妹的杯子靠在一起，说："你看，这两个杯子放在一起就更漂亮了，就像两个人并肩站在一起。"

师妹马上拿过自己的杯子说："哈哈，师兄，你真幽默呀！"

这时，小彬明白了，他对师妹有情，可是师妹只是把他当成师兄和朋友。小彬庆幸自己没有唐突表白，继续做朋友也很不错。过了一段时间，师妹请小彬吃饭，带过来一个男孩子，向小彬介绍说，这是她男朋友。两人从高中时恋爱，男孩研究生毕业到这个城市，刚签约一家单位。男孩向小彬表示感谢，感谢小彬这一年来对师妹的照顾，不然他可真的放心不下。师妹也说，这一年来，多亏了小彬这个师兄的陪伴和帮助，感谢这一年师兄的照顾，师兄在她心里就像亲哥哥一样温暖。

小彬再一次庆幸，自己当时没有向这个小师妹表白。人和人之间的缘分是注定的，不是所有人都能够做恋人。而有些人，做朋友比做恋人，更开心，更长久。

小彬是个聪明的男孩，正因为没有唐突表白，他和师妹之间单纯的情谊才没有被破坏。

心理学中有个有趣的现象，叫杯子效应，小彬测试师妹是否喜欢他，用的正是杯子效应。爱情中，用杯子的远近可以测试你喜欢的那个人，是不是同样喜欢你。杯子效应是指，当你把自己的杯子无意中靠近对方的杯子时，如果对方没有迅速移开自己的杯子，说明对方对你也存在好感；如果对方表现很敏感，毫不犹豫地移开自己的杯子，说明对方一点也不喜欢你。

当对方拿走杯子时，是一种拒绝的暗示，说明他（她）不认为你们的关系足够亲近。

从心理学上来讲，杯子与嘴唇是最近，也最亲密的关系，杯子的距离可以反映你和对方的心理距离。距离越近，说明关系越好，越亲密。生活中经常发生类似的现象，比如，大家在一起聚餐时，每个人都想要和自己关系最好的人坐在一起，当一排杯子放在一起时，人们都愿意把自己的杯子，和自己关系最好的那个人的杯子，放在一起。

　　杯子效应中，杯子和杯子的距离，代表了人和人之间的安全距离和亲密距离。两个人的杯子，从距离很远，到很近，再到共用一个杯子，就是从陌生到亲密的距离。你和家人的距离，往往会靠得很近；你和爱人的距离，会靠得更近。而你走在外面，跟陌生人之间，往往会保持一定的距离，这个距离，就是人际交往中的安全距离。

　　如果你喜欢一个人，想知道他是否喜欢你，就可以用杯子效应来测试一下你们之间的距离。你们在餐厅约会，交谈时你无意中挪动一下杯子，将你的杯子靠近对方的杯子，如果对方马上拿走自己的杯子，说明对方对你的戒备心很重。

　　如果你的杯子慢慢靠近对方的杯子时，对方并没有马上拿走自己的杯子，说明对方是接受你的，至少对你不反感，你们的关系还有更上一层楼的机会。

　　如果你的杯子靠近对方的杯子，保持一点距离时对方没有拿走，但当你的杯子完全靠近对方的杯子时，对方马上拿走自己的杯子，说明对方现在还不能接受你们的关系更进一步，或者对方并不希望你们的关系更进一步，这个就需要你在日后的交往中作进一步的判断。

如果你的杯子完全靠近对方的杯子时，对方没有任何反应，说明对方从内心完全接受你了，你们的关系随时可以进一步提升。

如果你和喜欢的人，目前正处于暧昧不清的阶段，不知对方是不是真的喜欢你，不知怎样正确把握彼此之间的距离，那么，用杯子效应测试是个非常好的办法。随着你们彼此了解的加深和交往的进一步深入，你会发现你们之间杯子的距离也会越来越近。当你的杯子和对方的杯子可以完全靠在一起时，代表着对方在心理上已经完全接受你了。当你跟喜欢的人在一起时，你可以每隔一段时间就通过杯子效应来试探一下对方的心意。

在恋爱中，杯子效应是很有趣，又很实用的一种测试方式。那么，除了杯子效应，我们还能从哪些方面知道我们喜欢的人是不是也喜欢自己呢？

● **对方是否很关注你的事**

喜欢一个人，就会不自觉地关注对方。

你的生活中哪怕有一点风吹草动，外表上哪怕有一点细微的变化，对方都会看在眼里。如果对方的关注点，更多地放在你身上，关注你的一举一动，关注你的生活和工作，关注你吃了什么，喜欢吃什么，关注你的开心和难过，关注你的家人和宠物，关注你生活中的一切，毫无疑问，那个人一定是爱上你了。

● 对方是否愿意跟你多接触

喜欢一个人，就会想要创造更多在一起的机会。

当你喜欢一个人的时候，就想要找各种理由主动邀约，创造单独在一起的机会。比如，一起吃饭、一起逛街、一起去图书馆、一起跑步、一起打球、一起学习、一起去海洋馆、一起看电影、一起去游乐园……如果对方每次都赴约，并且很认真地打扮自己，那么恭喜你，你喜欢的人正好也喜欢你。

● 观察相处时对方的肢体语言

喜欢一个人，身体会不由自主地向对方靠近。

每次靠近一点点，每一次又都比上一次靠近得再多一点。如果你们一起出去时，你故意和对方走得近一些，对方并不反感，也没有躲避，或者对方也主动地向你靠近，说明对方心里也是喜欢你的。如果你靠近时，对方借故躲开，那么对方并没有做好接受你的准备，说明你需要再努力一点。如果一段时间之后还是如此，说明对方并不喜欢你，你也不用再勉强了。

不管你现在是否已经遇到喜欢的人，都要相信，每个人都会有属于自己的缘分，或早或晚，你一定会遇见那个和你两情相悦的人。

再好的感情，也需要独立空间

尊重彼此的喜好，给彼此独立空间，感情才会有生长的空间。

最好的爱情是彼此依赖又彼此独立，保有自己的独特个性和自我空间。

有一位读者，我看过她的照片，长得非常美。可是她的感情总是不顺利，谈了很多次恋爱，一开始男生总是费尽心思地追求她，每一段感情又总是相处半年或一年时间，男生就主动提出分手。

女孩的爸爸脾气很暴躁，她的家庭生活是很难和谐的。女孩的爸爸妈妈经常吵架，只要吵起架来，夫妻俩就比着砸东西。家里的锅碗瓢盆、电视、电脑、电扇……只要能砸的，都给砸了。砸完没得用了，就再买，下一次吵架，再砸。在这样的家庭环境下长大，女孩的内心严重缺乏安全感，总是患得患失。

每一段感情，女孩都很认真，如飞蛾扑火一般，每一次都付出了全部的真心和全部的爱。可是，为什么总是被分手呢？归根结底，是女孩一旦爱上一个人时，她就不知不觉地变成了另外一个人。她极度黏人、控制欲很强，内心的不安，让她总是以爱的名义去控制那个她喜欢的人。男朋友手机要 24 小时保持畅通，未接电话要在第   时间回拨，哪怕是半夜，只要男友没接电话，她就会夺命连环 Call，直打到电话没电为止。如果男友想要和好，就得花无数时间和精力，一遍又一遍地去哄她、送礼物，一遍遍地赔礼道歉。

女孩不允许男朋友下班以后的时间有任何单独的行动，和朋友打球也不行，聊天也不行，只能和她在一起。男友的微信，除了同事，其他的异性同学、朋友的微信全部要删除，不能和任何异性说话，如果在路上，男友看了别的女生一眼，她就哭闹不止，说，你不爱我了，你怎么能看别的女生。

没有一个男孩能够忍受得了这样的爱情。哪怕是一个追求了她整整三年的男孩，在真正恋爱三个月时男孩就败下阵来，提出了分手。分手前，他带女孩去看了心理医生，他告诉女孩，希望她能够变得独立，懂得如何爱自己，也希望她学会如何真正去爱一个人。

如果女孩改变了以后仍然爱他，他还会再回来。

女孩终于意识到自己的问题。在心理医生的帮助下，她逐渐改变了，不再像之前那样患得患失。一年后，她和那个带着她去看心理医生的男孩，又走到一起了。

要知道，再好的感情，再相爱的两个人，也都需要独立的自我空间。这段自我空间，不仅是给对方，也是给自己，更是给两个人的感情，留有一定的分寸和空白，给了彼此放松的空间。每个人都是独立的个体，再好的两个人，也需要留一点空间给彼此。拥有独立的自我空间，才能让一段感情更健康、更顺利地走下去。

心理学上有个名词叫空白效应，本来是有关艺术作品赏析的概念。指的是艺术作品适当留白，可以让读者展开想象和再创造的空间，从而获得对作品更深层次的理解和把握。

空白效应也可以运用在恋爱和婚姻之中。再亲密的两个人，也需要保留独立的空间和独立的自我，才有利于感情更好地发展。两个人的相处就像一幅画一样，需要保有空白和想象的空间。

有个朋友追求女孩的方式，给我留下深刻的印象。这位朋友是一个年轻的男孩，长得很普通，但是情商很高，他非常懂得利用恋爱中的空白效应，最后追求到了单位里最优秀的女孩。

男孩和女孩聊天，在讲一件事的时候，他总是不把结果讲出来，而是让女孩来猜，女孩猜对了，他就说："你好聪明呀，总是一猜就对。"女孩猜错了，他说："你的想法真棒，虽然和答案不同，但是思路很新颖。"这样，他和女孩之间多了很多互动，每次聊天时，都给了女孩很多思考的空间和很棒的情绪体验。女孩觉得和他聊天不单单是聊天，而是一次愉快的互动游戏。

他给女孩送礼物也不走寻常路。他知道女孩喜欢看书，特别喜欢《爱德华的奇妙之旅》，于是他去学了陶艺，经过好多次练习之后，终于捏出了故事里的那只叫爱德华的兔子，拉坯成型并晾干，之后他在兔子身上写了几个小字："有你就是全世界"。然后上釉、烧制，等兔子烧制成功以后，他写了一张卡片，让陶艺馆的工作人员把卡片和兔子一起包装好。

然后，他趁自己出差的时候打电话给女孩，说自己没事去陶艺馆做了个小玩意儿，陶艺馆一直通知他去取，可是自己不在，想请女孩帮他取回来，等他出差回来时请女孩吃饭。就这样，女孩去陶艺馆取回了礼物，他又在电话里请女孩拆开包装，看看这是否是自己做的，以免拿错了。女孩拆开包装，发现原来礼物是送给她的，还是自己最喜欢的那只叫爱德华的兔子，并且是男孩亲手做的，可想而知，她当时有多么感动和惊喜。

等男孩出差回来时，女孩心里的感动经过几天的发酵，已经变成了对男孩满满的思念，她迫不及待地想见到男孩。在男孩出差回来的那个晚上，他请女孩去江边散步。在习习的晚风和温柔的灯光下，女孩显得更美了，男孩也多了几分帅气，他们都感觉对方好像自己分别了许久的恋人一样。从那天开始，他们恋爱了。

这个男孩特别擅长利用空白效应，无论是和女孩沟通，还是给女孩送礼物的方式，乃至送礼物后见面的时机，都选得恰到好处，起到了事半功倍的效果。

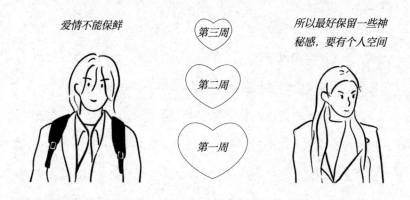

由此可见，空白效应在爱情中起了非常大的作用。那么，如何在爱情中利用空白效应呢？

● **把每一次的沟通变成愉快的互动**

两个人的沟通，最忌讳的就是其中一方嘴巴不停，让听的人心生厌烦。或者其中一方不停地讲，自顾自地说话，让另一方没有表达的机会。久而久之，另一方就失去了表达的欲望，也失去了倾听的耐心。

好的沟通就是一个互动的过程，我认真地听你说，你认真地听我说。讲一件事，一定不要把话讲得太满，要留一些和对方互动的空间，多问一下对方的意见，比如，你觉得这样好吗？你猜猜接下来会怎样？好的沟通是一个互动的过程。

● **把每一次的相处变成美好的期待**

很多人喜欢恋爱时一直黏在一起，可是一旦真的每天待在一起，相处时的新鲜感和奇妙感就减少了。所以，很多女孩会抱怨，恋爱久了，男生就不珍惜自己了。其实不然，只是因为在一起的时间多了，新鲜感和期待就减少了。

最好的办法是让两个人的约会留一些空白，对于他（她）的邀约不要每次都答应，给彼此多一点的个人空间，每一次的相处就会变成美好的期待。最好的爱情是彼此依赖又彼此独立，保有自己的独特个性和自我空间。

● **尊重彼此的喜好和独立空间**

爱一个人的时候，会不由自主地追随对方，也希望对方追随自己。如果一味地追随对方，或者让对方追随自己，久了就会觉得太累和太压抑。

两个人最好的相处模式是，尊重彼此的喜好和不同，在同一个空间里，都可以自在地做自己喜欢的事。比如，他喜欢看球，你喜欢追剧，那就靠在一起，一个人看喜欢的球，另一个人追喜欢的剧。如果他想和朋友打球，你就约闺密逛街。尊重彼此的喜好和独立空间，才能让感情有成长的空间。

人世间最美好的感情，就是两情相悦。利用好空白效应，可以让你的爱情之花开得更灿烂。

付出越多的那个人，越难放手

离开错的人，才有机会遇上对的人。

爱一个人，不光要自己付出，更重要的是，让他学会为你付出。

如果你花 40 元买了一张电影票，进去看了半小时，发现这个电影看了半天也不知所云，从故事情节到演员，都毫无吸引力。这时，电影票是不能退了，你会选择怎么做呢？是直接离场，还是硬着头皮继续看下去？直接离场，你损失 40 元和半小时；硬着头皮看下去，你损失 40 元和 2 个小时。

现在，我们继续把这个选择题放在爱情和婚姻里。

当你和一个男人谈恋爱五年，你发现和他越来越不合适，并且他好像并没有打算和你结婚，你会如何选择呢？或者，你和一个男人结婚五年，发现他在家懒惰成性，工作上不求上进，并且他还花心，竟然还出轨了。这时，你又会如何选择呢？

你是及时止损，马上离开，心想这样的男人必须放弃，还是心疼自己已经付出的五年感情，对他仍心有不舍，放弃又心有不甘，希望用你的行为感动他，让他改变？

在这个问题上，每个人都有自己的答案。40元的电影，看还是不看，很容易选择，无论选择哪个都无妨。但是，这个问题如果放在爱情和婚姻上，就不那么容易选择了。

宣宣就面临这种选择。宣宣和老公是校园恋爱，从校服到婚纱，两个人恋爱4年，结婚6年，已经在一起整整10年了。在同一所大学读书，毕业后又一起回到了家乡的城市。宣宣考进了一家事业单位，老公在一家公司当董事长秘书。毕业两年后，他们结束了爱情长跑，步入婚姻的殿堂。宣宣和老公都是独生子女，两家经济条件都很不错，给小两口买了200平方米的大房子，一人一辆小汽车。一边是疼爱自己的父母，一边是宠爱自己的老公，还有给力的公婆，宣宣感觉自己太幸福了。

后来，宣宣生了一个可爱的女儿。公婆和父母轮流过来帮宣宣带孩子。老公的工作越来越忙，宣宣为了不耽误他第二天的工作，主动让他睡在另一个房间，夜里宣宣自己一个人带女儿睡觉，照顾女儿。没想到，这一分就分房睡了四年。只有偶尔亲热时，才睡在一起，结束后，宣宣又去陪女儿。直到女儿 4 岁，可以独立睡在自己的小房间了，他们夫妻俩才结束分房睡的日子，宣宣和老公又睡在一张床上。

这时，宣宣才明显地感觉到老公变了，他们在一起没什么话说，最多就聊两句和女儿有关的事，其他的话题也聊不到一起，说着说着自己都觉得乏味了。有时，聊起两边的父母，或者聊起各自的工作，也不知怎的，说着说着就吵起来了。每次睡觉，老公都背对着她，离她远远的，宣宣想要抱一抱，老公说，都老夫老妻了，有什么好抱的。或者敷衍一下，说太久没睡在一起，抱着都不习惯了，还是自己睡更自由。宣宣想，分房太久了，以后要和老公多多亲热，找回以前的亲密无间。

可是没多久，宣宣发现自己又怀孕了。两边父母高兴地说，生二胎太好了，两个孩子是个伴儿，趁他们现在还年轻，再帮小两口带几年孩子。就这样，宣宣又重新进入了怀孕阶段，老公说怕夜里睡觉不小心碰到宣宣，两人又分房睡了。随后，二宝出生，如家人所愿，凑成个好字，儿女双全。

儿子出生后，生活变得更忙碌了。两边父母经常同时过来帮忙，家里人一多，就难免有了争执。老公的工作更忙了，每天早出晚归，有时一出差就是十天半个月，宣宣要上班，还要照顾两个孩子，还要面对两边时有争吵的老人，她已经顾不上老公了。儿子一天天长大，终于可以上幼儿园了，宣宣感慨最艰难的日子总算是熬过去了。有一天，老公洗澡时手机响了，宣宣刚好在旁边，就拿过来看了一下，是一个女人发来的信息，内容是："老公，你睡了吗？"

老公出轨了。宣宣的大脑一片空白，半天才回过神来。老公洗澡出来后，在宣宣的追问之下，索性直接承认了。原来，早在3年前宣宣怀孕时老公就出轨了，他爱上了公司里新来的一个女孩，他说对那个女孩是真爱，他可以放弃一切净身出户，房子孩子都留给宣宣，只要宣宣放手。

宣宣陷入了无尽的痛苦中，她不知道该怎么办。是放手成全他，自己及时止损，还是想办法把老公拉回来？可是能够拉得回来吗？如果离婚，两个孩子怎么办？宣宣不知道自己有没有能力，独自养育好两个孩子。

宣宣的故事也是生活中很多女性的真实写照。当婚姻出现问题时，放手不放手，各有各的难。有一个经济术语，叫"沉没成本"，是指已经投入和发生的，与当前决策无关的费用。而"沉没成本"效应指的是，人们为了避免损失带来的负面情绪而沉溺于过去的付出中，从而选择了非理性的行为方式。

先前的沉没成本与后来的决策本来是不相关的，然而人们存在顾及沉没成本的心理倾向，做决策时往往会考虑到之前的投入，如果之前投入的成本越大，那么之后的决策就越倾向于和先前保持一致。

曾经有一个姑娘问爱情专家："要怎样才能拴住一个人的心，让对方不离不弃？"

专家回答："让对方为这场爱情付出更多，越多越好，无论时间、金钱，还是精力。这些都是爱情中的沉没成本，在爱情和婚姻中，付出越多的那个人，就越难放手。"

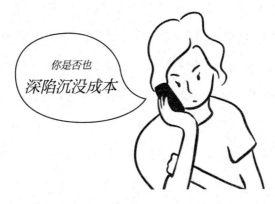

宣宣应该如何选择？别人很难给出一个答案，毕竟生活是自己的。所有的选择都需要从自己的角度去思考，从各个方面去衡量，

最终做出最优的选择。

那么我们如何利用沉没成本，过好自己的生活呢？

● 爱一个人，要舍得让他为你付出

爱一个人，不光要自己付出，更重要的是，要让他学会为你付出。付出包括时间、精力、金钱，他付出得越多，投入的沉没成本越高，他对你的感情就越深，家庭责任感就越强，你们的感情和婚姻就越牢固。

在宣宣的故事里，我们看到，从怀孕开始，宣宣和老公对家庭的付出就走向了两个极端。老公除了上班，对家庭的付出和家庭的参与感几乎是零；而宣宣则是大包大揽，承担起了所有家庭责任，安抚两边老人，晚上自己一个人带孩子，陪完大的陪小的。在这场完全不对等的付出中，老公的付出微乎其微，不值一提。所以，放弃婚姻对老公来说是波澜不惊，而对宣宣来说则是天崩地裂。

现实生活中，在家里越是勤快，对家庭付出越多的老公，越疼爱老婆和孩子；而越是当甩手掌柜、什么责任都不用承担的老公，越是容易出轨。记住，爱一个男人，就要舍得用他，要让他学会为你付出。

● 调整好心态，时间会告诉你答案

当婚姻破裂了，无论你如何恨对方，他还是孩子的爸爸。在

孩子那里，你和他依然是孩子的妈妈和爸爸，这个角色是不会变的。做不成爱人，但也绝对不能做仇人。孩子依然是你们的孩子，要共同担负起抚养的责任。不管是合，还是分，对孩子来说，你和他都是孩子最亲的亲人，最爱的妈妈和爸爸。

当务之急是调整好心态，放下怨恨，放下依赖，放下幻想，把注意力放在自己和孩子身上。不用急着做决定，先把自己的生活过好，把自己从内到外，调整到最佳状态。告诉你的生活和你的世界，并不是只有他。你还有自己的工作，自己的事业，还有父母孩子亲朋好友。有那么多人爱你，他们也需要你的爱。一个男人，真的不算什么。让自己更快乐一些，生活更丰富一些，爱好更多一些，格局更大一些。至于以后到底如何，是合是分，时间会告诉你答案。

● 及时止损，争取利益最大化

有一位知名的企业家，记者在采访时问他，成功的秘诀究竟是什么？企业家说，第一条是坚持；第二条是坚持；第三条还是坚持。停了一下又说，第四条是放弃。

看到记者不解的样子，企业家继续说："如果你确实努力了，尽力了，已经没有任何努力的余地了，事情还是没有成功，那就不是你努力不够的原因，而是方向不对。这个时候最明智的选择，

213

就是放弃它，去寻找新的方向，不要在一棵树上吊死。"

感情和婚姻也是如此，如果你尽力了，但是事情并没有朝着你希望的方向发展，就放弃它，它不值得你再努力。这时，最好的办法就是及时止损，为自己和孩子争取利益最大化，把对自己和孩子的伤害降到最低。

离开错的人，才有机会遇上对的人。

离开生活的阴影，才能快乐地放飞自己，拥抱鲜花和阳光。

我喜欢你，恰好因为你也喜欢我

与单恋相比，人们都更接受那些双向奔赴的爱情。

喜欢一个人，一定要让对方知道。或许，他也正在默默地喜欢你呢。

　　生活中经常会遇到这样的现象，人们往往都会更喜欢和喜欢我们的人相处，对于原本并没什么感觉的人，如果知道对方喜欢和欣赏自己，心中便会对他（她）多了一些好感。在爱情里也一样，通常喜欢你的人，你也会更容易喜欢他（她）。与单恋相比，人们都更愿意接受那些双向奔赴的爱情。

　　李明见到肖肖的第一眼，内心突然有个声音在说："就是她了。"　215

眼前这个长裙飘飘、神色淡然的女孩子，好像在哪里见过，有着说不出的熟悉感，这分明就是自己梦里的女神。李明确定自己对肖肖一见钟情了。一见钟情分为两种，一种是被瞬间的赏心悦目所吸引，还有一种是一眼定终身、相见恨晚的情愫。李明确定自己对肖肖的感情是后一种。

肖肖是办公室新来的大学生，李明是单位有名的高富帅，有房有车、家境优越、仪表堂堂、风度翩翩。他相信自己很快就能追求到肖肖。可是肖肖和其他女孩不一样，大多数刚工作的女孩都是热情、带点讨好的主动，无论是谁需要帮忙都必帮。但肖肖对一切都表现得很淡然，她不主动叫人，也不迎合讨好。这种疏离又给她增添了一种神秘感。李明约肖肖吃饭，肖肖拒绝；李明给肖肖送花，肖肖也拒绝；李明想送肖肖回家，肖肖更是拒绝。每次午饭时，大家一起吃饭，聊得热火朝天，肖肖却一个人独来独往。李明觉得她就像一块石头一样，难以靠近，又难以琢磨。

不久，办公室又来了一个女孩叫小小，小小和肖肖是完全不同的性格。小小活泼开朗，灿烂明媚，笑的时候眼睛都快要看不见了，两颗尖尖的虎牙露在外面，说起话来声音像百灵鸟一样清脆。小小是个热情的女孩，笑起来甜甜的，行动麻利，做事靠谱，无论谁有事她都抢着帮忙。办公室每个人都喜欢小小，大姐们经常撮合李明和小小在一起。李明看着小小，是和肖肖完全不同的感觉，小小像个开心果一样，笑起来的时候，李明觉得自己心都跟着她的笑容一起融化了。

李明能够感觉到小小喜欢自己，每当小小看着李明时，眼睛里都有藏不住的光亮。渐渐地，李明再看肖肖时，已经没有了当初心动的感觉，反倒觉得小小越看越惹人爱。在办公室大姐的撮合下，李明终于和小小在一起了。

恋爱中有一种现象，叫"恋爱补偿效应"，指的是人们通常会喜欢对自己有好感的人。人们对于喜欢自己的人往往会释放出更多的善意，也会不自觉地主动关注和关心对方。

我们通常都会喜欢上那个喜欢我们的人。

从心理学上来说，无论是男人还是女人，在想要追求对方的时候，心里都会有一个衡量的标准，那就是对方是否有意无意地表露出自己的心动暗号，这个心动暗号在一定程度上会促使追求行为的发生。这就是为什么高冷女孩没有活泼外向的女孩更讨异性的喜爱，为什么异性会不自觉地更想靠近活泼外向的女孩。因为活泼外向的女孩通常都很热情，她们无意中向对方传递一种"我很喜欢你""我很欣赏你"之类的信息。

当一个人发现对方喜欢自己时，就会下意识地对这个人产生好

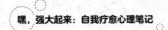

感；而在彼此互有好感的前提下，两个人在一起的可能性就更高。在人和人的相处与交往中，我们都更愿意跟那些赞美我们、欣赏我们、喜欢我们的人在一起。因为跟这些人在一起，意味着"安全感"，在情绪上也会获得更多愉悦的感受。如果两个人恰好都互相有好感，也就自然而然地在一起了。

想一想你过往的感情，以及正在经历的感情中，当你得知对方喜欢和欣赏你的时候，哪怕你当时并不喜欢他，是否也会因为对方喜欢你，而心生欢喜呢？你会开始下意识地关注和关心这个人，关注他的学习、工作和生活状态。即便你不喜欢这个人，也会不由自主地去关注他。当你关注他的时候，如果你发现他身上有很多闪光点，很多你欣赏的地方，或者你发现他原来很优秀，那么当他一次次地对你表示出热情和欣赏，更认真和坚持追求你的时候，你是不是也会不由得心动？这就是恋爱中的补偿效应。

其实生活中的很多暗恋或单恋，通常也并不是真正意义上的单恋。而是那个你默默喜欢的人，在不经意间对你释放了友好、欣赏的信号，让你误以为他（她）对你有意思。可能只是一个会心的微笑，一句鼓励的话语，一次不经意的交谈，但是你却读出了不一样的信号，你以为对方喜欢你。所以你会更加关注对方，留心对方的一举一动。

有一个男生很喜欢一个女生，但女生对男生没有感觉，男生每天对女生嘘寒问暖，追求了一段时间之后，女生仍然没有答应他，男生打算放弃了。男生几天没有找女生，女生突然找到他，说："你怎么不追我了？难道你不喜欢我了吗？你对我不是真心喜欢吗？"这恰好说明了恋爱中的补偿效应，即使喜欢你的那个人，并非你喜欢的类型，但你也在不知不觉地关注他的信息。

生活中，我们经常看到很漂亮的女生爱上一个相貌平平的男生，或者一个高挑的女生喜欢上一个矮矮的男生，又或者一个优秀帅气的男生喜欢上一个相貌平平的女生，这也是缘于恋爱的补偿效应。一个男生追一个女生很久，又很真诚，女生心里是会感动的，在某种机缘巧合之下，就答应了对方的追求。

恋爱补偿效应不仅存在于爱情中，在和同事、朋友交往时也会有这种心理。当你发觉对方很欣赏你之后，也会对他产生好感。

学会利用恋爱补偿效应，不仅可以帮助我们追求到喜欢的异性，也有助于我们拥有更好的人际关系。那么，在交往中，我们应该如何利用恋爱补偿效应呢？

● 被他人欣赏，也学会欣赏他人

人的本能就是喜欢被他人欣赏。有人喜欢和欣赏自己，就是对自己的肯定。在人际交往中，人们都很在意别人对自己的看法，给自己的反馈。当有人表达对我们的欣赏、喜欢、肯定，我们肯定是开心的愉悦的，当然更喜欢和这样的人交往。

别人的欣赏和肯定，也会帮助我们看到那个更优秀和美好的自己。每个人都有自己的优点，要学会赞美和欣赏身边的人。欣赏和赞美你的家里人、朋友、同事，你的赞美和欣赏可以带给别人温暖和力量，也能够让你们的关系更亲密。

● 和喜欢你的人交往，更有安全感

和喜欢自己的人在一起，会让我们感觉到非常有安全感。因为很确定对方很爱你，确信他不会伤害你，更不会离开你，你的需求他都看在眼里，记在心里。和这样的人相处，会有一种深深的被爱和被重视的感觉，不会患得患失，不会害怕失去。

安全感有缺失的人，一般都会选择一个非常爱自己的人。被爱是幸福的，如果缺爱的女孩遇到一个真心爱你的人，他的宠爱、赞美、欣赏、信任，会治愈你童年的缺失，让你变得更自信。如果想谈一场甜甜的恋爱，一定要找一个深爱你的人。

● 喜欢一个人，要让对方知道

喜欢一个人，一定不要默默地喜欢，而是要让对方知道你欣赏和喜欢他。不一定要表白，但是要让他觉察到。告诉他你对他的欣赏，比如他的字写得很棒，告诉他你很喜欢他的字，写得太棒了，怎么练的，可否教教你。如果他唱歌很好听，告诉他，他的声音听起来很像你最喜欢的某个明星，好想多听一听，下次大家唱 K 一定叫上你。如果他喜欢看书，你说爱看书的男生好有魅力，自己也喜欢看那本书，可否借你看看，还书的时候顺便送一本他喜欢的书。在不知不觉中，可能他也会喜欢上你。如果你刚好是他喜欢的类型，当他捕捉到你欣赏的信号时，一定会主动追求你。

　　喜欢一个人，一定要让对方知道。或许，他也正在默默地喜欢你呢。

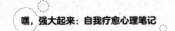

如何让你喜欢的人主动靠近你?

人们总是喜欢和自己相似度很高的人在一起。

爱情的本质就是两个人一呼一应，向喜欢的人慢慢靠近。

"这本书我看过，你也喜欢看这本书呀！"

"真巧，你也在这里啊，我也喜欢这家店的蛋糕呢！"

"我们又遇见了，真是太巧啦，我也喜欢这个牌子的衣服！"

如果你和一个新同事多次以这种方式见面，是不是立刻感觉对方亲切了很多，瞬间有一种我们好有缘的熟悉感，可能就此成为特别好的朋友或闺密。

在生活中我们会发现，和我们成为好朋友、好闺密、好哥们的人，一定是因为彼此某些地方很相似。那些感情很好的夫妻、情侣，在一起时间越久就越有"夫妻相"，不仅从相貌上看起来越相似，就连神态、气质、习惯及说话的方式也会越来越像。

心理学家把爱情里的这种现象叫同质效应，指的是相似的人更容易相互吸引，这是人类的一种心理倾向，喜欢和自己相似度很高的人在一起。这里的"同"是指有相似的特质，彼此认同或吸引的东西。"质"是指人们的人生观、价值观、世界观、兴趣爱好、思想观念、行为习惯、文化程度、生活背景、经济水平、社会地位等，涉及人们生活的方方面面。

同质效应源于人们的自恋心理，人都是自恋的，对有着共同特质的人会产生熟悉感和安全感，也是对自我价值的一种肯定。我们喜欢自己，相当重要的原因是我们了解自己，对自己很熟悉，所以我们会喜欢和自己相似的人，或者是那些我们想象着可能和我们有某些共同特性的人，这样的人会让我们感觉到熟悉和安全。而对于与自己各方面特质相反的人，我们会自然地选择回避，这也是自我的一种防御保护机制。

利用同质效应追求喜欢的女孩，可以起到事半功倍的效果。如果你想要和优秀的人做朋友，那么你要让自己变得优秀起来。当你拥有那些优秀的特质，自然就会吸引优秀的人来到你的身边。

丽丽就是这样被老公吸引的。丽丽是个很优秀的女孩，在艺术馆工作，外表甜美，多才多艺，工作努力。丽丽身边的追求者很多，个个都是优质男生。其中有一个博士追求丽丽三年了，气质温文儒雅，对丽丽非常好。办公室的女孩都很羡慕丽丽，但丽丽一直没想好要不要接受他的追求。

博士仍毫不气馁，照样一心一意爱着丽丽。就在丽丽决定要接受博士的追求时，又一个新的追求者出现了。丽丽和那个男生是在一次音乐会上认识的，男生对丽丽一见钟情，初次见面就展开了热烈的追求。男生虽然也很优秀，但收入学历并不如博士。出乎我们意料的是，仅仅两周时间，丽丽就接受了这个男生的追求。

为什么呢？丽丽说，她和男生非常有共同语言，他们小时候都学琴，都喜欢音乐，喜欢同一个音乐家，小学时经常一起参加比赛，还在同一场比赛中获奖，一起站在过领奖台上，但那时并不认识。他们的成长经历是相似的，喜欢做的事情是一样的，兴趣爱好也都相似，喜欢的歌手、导演、电影类型也是一样的。丽丽说，她长这么大第一次遇到和她如此合拍的人，和他在一起真的很开心。不到一年，丽丽就和男生结婚了。

追求丽丽的博士非常优秀，反倒输给了各方面条件都不如他的男生，这就是因为爱情中的同质效应。那个各方面都不如博士的男生，和丽丽的相似之处是最多的，精神上是最契合的，生活上也是最合拍的，所以丽丽选择了他。事实证明，丽丽的选择是对的，如今他们结婚多年，丽丽和老公感情好得仍然像热恋一样。

生活中，如何利用同质效应来吸引心仪的另一半呢？

● 展现你和她更多的相似之处

在爱情里，如果你想要吸引一个人，请尽可能多地展示你与对方的相似之处。首先要想办法了解对方的兴趣爱好，让你的兴趣爱好向对方靠近。比如，听她喜欢的音乐，看她喜欢的电影，吃她喜欢的食物，去她喜欢的地方，并经常在聊天中把话题引出来，或者制造机会，让对方发现你和她的相似之处。这样会让对方感受到你懂她，你跟她是合拍的，就会在无形中吸引她向你靠近。

● 要学会聊天，吸引对方的注意

聊天也是需要学习的。有些人可以找到很多话题，聊天时让女孩觉得非常开心。有些人总是不知道说什么，不是尴尬冷场，就是把天聊死。和心仪的异性聊天之前要做足功课，多聊对方感兴趣的话题，同一个话题从更有趣的角度去解读。多一些互动，就会多一些了解，当对方觉得和你聊天很开心时，自然会主动靠近你。

● 制造偶遇吧，这是浪漫的开始

很多人都认为，偶遇是浪漫的开始。当我们在不同的地方，经常和同一个人不期而遇时，就会觉得自己和那个人非常有缘。这种相遇方式，让人觉得很浪漫。

若是你喜欢一个人，又苦于没机会开口，那么可以留心一下对方的行程，努力去制造一些偶遇，找机会和对方相识。刚开始对方可能没什么感觉，经过几次偶遇之后，对方也会忍不住关注你。聊天时，如果对方说出了她的兴趣爱好，要这样回答她："哦，好巧，我也是。"

以上方法，男生女生都适用。一定要学会利用同质效应，吸引心仪的异性同样关注你。爱情的本质就是两个人一呼一应，向喜欢的人慢慢靠近。

如何避免婚姻中的"七年之痒"

婚姻的幸福与否，和物质并没有太大的关系。

避免婚姻中的"七年之痒"，最重要的是保持精神上的默契，心灵上的沟通。

幸福是什么？大概一万个人会有一万个答案。幸福没有统一的标准，它只是人们的一种主观感受。每个人的感受不同，答案自然也不一样。

刘兵和青青结婚时，两个人刚大学毕业，当时一穷二白，没有房子，没有车子，没有彩礼，也没有婚礼，有的只是两颗相爱的心和对未来的美好期待。他们花了 50 元在街边买了一对戒指，租了一间 10 平方米的小房子，厨房洗手间和别人共用，但他们的心里却装满了幸福。两人都觉得很满足，只要有一间小小的屋子，一张小小的床，能和相爱的人拥抱在一起，就是天大的幸福。

刘兵和青青很快找到了工作，每天早出晚归，干劲十足。努力肯定是有回报的，两个人在公司很快都得到了晋升，薪水一路上涨。当手里的客户越来越多时，两人把积蓄拿出来，开了一家小小的公司。几年之后，公司的业务稳定下来，经济也越来越好。他们在市里最好的地段买了房子，买了车，在这个城市扎了根。随后孩子出生，青青在家照顾孩子，一家三口很幸福。

又过了几年，公司的业务越来越好，规模也扩大了许多，人员从当初的 3 个人变成了 50 人，办公地点也从当初的居民楼搬到了高档写字楼。钱挣得越来越多了，但两人的争吵也越来越多了。青青抱怨刘兵天天不着家，不管孩子；刘兵嫌弃青青不修边幅，不思进取。两人经常为一些琐事吵架，青青希望刘兵多在家陪孩子，可是刘兵一到家，两人就吵个不停。吵着吵着，二人都忍不住提出了离婚。

刘兵想要缓和两个人的关系，趁青青生日的时候，刘兵为她买了钻戒，青青不屑一顾地说，买这干什么，我才不要！两个人忍不住又吵了起来。在外人眼中，他们事业成功，住着大房子、开着好车，一家三口，其乐融融。青青却感觉怎么也找不回当初的幸福感了。

很多人也有同样的感受，没钱的时候夫妻俩你侬我侬，一个馒头一人一半也能吃出幸福的味道。但后来经济条件好了，什么都有了，却争吵不断，很难感觉到幸福了。

这是为什么呢？是两个人的感情变了吗？

我们先来听一个故事。从前，有一个国王带领军队去打仗，结果打了败仗，国王侥幸逃了出来。国王在荒郊野岭迷路了，整整两天滴水未进。国王浑身是伤，人也饿得奄奄一息。就在他走投无路时，碰到了一位老人。老人看他可怜，就把他带回家，给了他两个用玉米面和菜叶做的菜团子。饥寒交迫的国王两三口就把菜团子吃光了，他感觉这是天下最美味的食物，自己从来都没吃过这样的美味。

他问老人，这种美味的食物叫什么名字，老人告诉他这叫"饥饿"。

后来，国王回到了王宫，有一天他突然想起了那种叫"饥饿"的美食，便要求厨师们做给他吃。结果，厨师们费尽周折地做了一次又一次，却总也无法满足国王的要求。最后，国王派人去到老人的家里，取回老人亲手做的那种叫"饥饿"的美食，却发现难

229

以下咽，和记忆中的味道相差甚远。

菜团子还是当时的菜团子，但回到王宫的国王每天吃的是山珍海味，饱食终日的他再也没有饥肠辘辘的感觉了，那种"饥饿"的美食当然也就不复存在了。

在沙漠里行走的人，如果能喝到一杯水，会感觉这是琼浆玉液。而当他历尽千辛万苦走出沙漠，终于喝到水时，喝第一杯水感觉好甜，喝第二杯水感觉好舒服，喝第三杯水感觉很清凉，喝到第四杯、第五杯水时会觉得肚子很胀，如果继续喝，水就变成了负担，毫无快乐而言。一个饥饿的人，吃第一个面包会感到很香甜，吃第二个时觉得很满足，吃第三个时感到饱胀，若再吃第四个、第五个就是负担了，可能还会有想吐的感觉。

心理学上的幸福递减定律，说的正是这种现象。指的是人们的满足和幸福感，会随着获得物品的增多和财富的增加而减少。人们内心的满足感与金钱的多少，物质的多少无关，只是跟自己内心的需求有关。

当我们处在物质条件匮乏的环境时，一件微不足道的小事就会带来巨大的满足。就像刘兵和青青，哪怕只有一间 10 平方米的房子，一张小小的床，物质上一穷二白，但两个人只要在一起就能感觉到满满的幸福。但当他们的物质条件越来越好时，物质上的需求都得到了满足，所以物质已经不能再激起内心的满足感，这就是典型的幸福递减定律。

事实上，并不是爱情不存在了，而是在不同的环境之下，内心的需求不同了。当人们已经拥有丰盛的物质生活时，物质就很难带来喜悦和满足感了。就像青青，当物质上已经得到满足了，这个时候，老公真真切切的陪伴，坐下来陪她好好地聊聊天，会比一枚昂贵的钻戒更能让她开心。

婚姻需要学习，也需要经营。每个人的婚姻都像一个花园，它是繁花似锦，还是杂草丛生，全在于夫妻两人有没有用心去打理和照料这个花园。

在婚姻生活里，怎样才能走出幸福递减定律的误区呢？

● 让婚姻多一些仪式感

幸福来自内心的喜悦和满足，和物质的多少关系不大。生活需要仪式感，特别的日子特别过。仪式感可以让婚姻更浪漫，把每一个结婚纪念日、生日、节日，都变成爱的狂欢，认真地为对方准备礼物和惊喜。

这一天，放下工作，好好地陪伴对方。无论是一起看场电影，还是享用一顿美食；无论是一次只有两个人的旅行，还是一个只有两个人的房间；无论是甜蜜的二人世界，还是一家人的开心聚会，

231

都会给生活带来惊喜，给婚姻带来新鲜血液。

● 再忙也要彼此沟通和陪伴

结婚之后，随着孩子的出生，生活变得越来越忙碌。钱越挣越多，房子越换越大，夫妻之间留给对方的心灵空间却越来越小。所有不幸福的婚姻都从缺少沟通开始，而所有幸福的婚姻都源于彼此间良好的互动和沟通。

每天晚上，或者是周末，等孩子睡了，夫妻俩依偎着聊聊天，说说彼此的工作、孩子的成长、单位的趣事。聊天不仅可以缓解压力，还可以让彼此更加了解。或者相拥着看一部电影，享受一次激情飞扬的二人世界，这都是很好的沟通和陪伴。

● 培养夫妻间共同的兴趣爱好

夫妻要一起生活漫长的几十年，如果没有共同的爱好，就会少了很多交集。如果两个人有很多共同爱好，婚姻生活就会变得妙趣横生。婚姻说到底就是柴米油盐的琐碎，无论开始多么浪漫，最后都要落实在吃饭、睡觉、工作、孩子等这些琐碎的事情上。

共同的兴趣爱好是婚姻的保护伞，可以抵挡生活里的平淡和琐碎。拿一张纸，把你们各自喜欢的事情写下来，重叠的部分，就是你们共同的兴趣所在。周末带着孩子一起，做这些你们共同喜欢做的事情。

　　婚姻幸福与否，和物质并没有太大的关系。避免婚姻中的"七年之痒"，最重要的是保持精神上的默契，以及心灵上的沟通。

　　愿你婚姻的花园，繁花似锦，芬芳甜蜜。

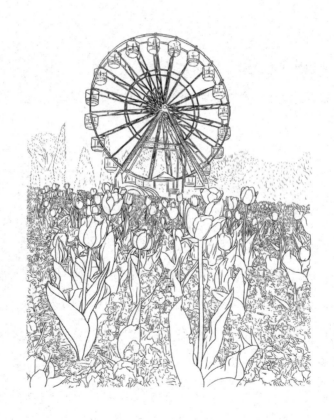

让爱情和婚姻美满的秘密

在爱情和婚姻里，一定不要太懂事。

聪明的女人，要学会适度付出，并引导伴侣为你付出。

托尔斯泰曾经说过，在很大程度上，我们之所以喜欢别人，不是因为他们对我们好，而是因为我们对他们好。这句话用在爱情里也是如此。聪明的女人，要学会适度付出，并引导伴侣为你付出。

在爱情和婚姻里，那些看起来柔弱的女生，总是比看起来强势的女生更受欢迎。许多男生在劈腿之后，最终会选择那个看上去更柔弱的女人，理由是"她比你更需要我"。在婚姻中，那些特别勤快、在家大包大揽的女人，老公不但不心疼她，反而一点忙都不帮；而那些特别会撒娇示弱的女人，老公不但什么家务都做，还把她宠得像个孩子。

晓玲和珍珍是好朋友，住在同一个小区。晓玲非常能干，不仅在工作上能独当一面，在家里也是全能型的女人。公婆和亲戚们有需要就找晓玲，晓玲从不拒绝，忙前忙后地跑着。在家里，晓玲做饭家务全包，孩子上培训班、平日的作业、家长会，也都是晓玲亲力亲为。晓玲的老公可幸福了，每天回到家换上家居服，不是躺在床上，就是躺在沙发上，刷刷手机看看视频，除了吃饭，其他一律不管。

珍珍在工作上也是独挑大梁，但在家里完全是另一副模样。有一点小事就喊："老公，快来帮帮我。""老公，这个我不会，你来教教我吧。""老公，我今天好累呀，都没力气做饭了。"珍珍的老公在单位是部门领导，在家变身为"家务小能手"，做饭、洗碗、洗衣服、搞卫生、拖地板、辅导作业、带娃……就没有他不会的事。结婚多年，他仍然把珍珍当成小女孩一样疼爱着，不管什么家务都抢着去做。

晓玲突然怀了二宝，她很烦恼，有那么一个四体不勤的老公，以后可怎么过？估计自己只有累死的份儿了。珍珍教晓玲，怀孕是个好时机，一定要趁这个特别的时间让老公变勤快，绝招就是撒娇和示弱，目的就是让老公多付出。

怀了二宝的晓玲，不再像以前一样大包大揽。晓玲家的大宝是儿子，全家都想要一个娇滴滴的宝贝女儿，晓玲的老公更是如此。利用这一点，晓玲用珍珍教的方法，让老公每天至少为她做一件事。晓玲想，先让老公每天接她上下班吧，她向老公撒娇："老公，每天上下班路上好累啊，打车时闻着出租车里的味道就想吐，女儿在肚子里都抗议了，她说想坐爸爸的车车。"晓玲的老公一听，就承包了晓玲上下班接送的工作。

时不时地，晓玲就向老公撒娇，老公，女儿告诉我，她今天想吃某一家的什么什么，你帮我买吧。晓玲的老公就去买了。晓玲想让老公给儿子辅导作业，就说："老公，一辅导作业我就生气，咱们女儿出生后是个火暴脾气可怎么办呀？"晓玲老公一听，是呀，这样可不好，就主动管起了儿子的作业。地板脏了，晓玲拿起拖把装着要拖地的样子，又说："老公，地板好滑，要是摔跤了可怎么办呀？"晓玲的老公说："那可不行，我来拖吧。"就这样，晓玲一点点地把大部分家务都交到了老公的手里。

让别人爱上你最好的方式不是你对别人好，而是引导别人对你好。这种现象在心理学上，叫"富兰克林效应"。富兰克林曾说，相比那些被你帮助过的人，那些曾经帮助过你的人，会更愿意再帮助你。

富兰克林之所以这么说，是因为他曾经做过一件影响了世界心理学的事情。这个故事最早被记录在卡耐基的《人性的弱点》一书中。后来在1993年，美国著名的社会心理学家艾略特·阿伦森，又将这个故事写进了他的《社会心理学》中。

故事是这样的：

1736年的一天，富兰克林在发表演讲的过程中遭到另一位议员的反对，那位议员言辞激烈地批评了富兰克林。

之后，富兰克林想要争取这位议员的同意。他无意中打听到对方家里刚好有一套非常稀有的图书。于是十分恭敬地写了一封信，厚着脸皮向这个议员借书。没错，即使对方前不久刚刚言辞激励地批评了他。

令人意想不到的事情发生了，议员竟然同意了，一个星期后富兰克林还书时郑重地表达了谢意。

几天后，当他们再次在议会厅见面时，富兰克林是这样描写的："他竟然主动跟我打招呼（以前从来没有过），后来我们谈话，他还表示，任何时候都愿意为我效劳。"

从此两个人化敌为友，并一直保持着很好的友谊。

之后，心理学家们得出了一个结论：让别人喜欢你的最好方法不是去帮助他们，而是让他们来帮助你。这就是著名的"富兰克林效应"的由来。

富兰克林效应运用在婚姻家庭生活中，是指如果你想要拥有美满的爱情和婚姻，最简单有效的方法就是想办法让他为你付出。在爱情里，一定不要做那种"懂事"的女孩。生气了，自己一个人消化；生病了，自己一个人扛着；生活上遇到麻烦，自己一个人解决；工作上遇到问题，自己一个人担着。如果这样，那个男生不但不会感谢你的懂事，你反而还会把他推得更远。

正确的做法是，生气时要让他知道你生气了，给他哄你的机会；身体有一点儿不舒服时，告诉他，让他照顾你心疼你；生活上遇到麻烦，第一时间告诉他，你需要他的陪伴和帮助；工作上遇到难题，向他倾诉，如果他不能提供帮助，至少他是一个倾听者。在爱情里，麻烦，很多时候是增进彼此感情的机会。当他为你付出越多时，他就会越爱你。你只用夸他就好了，世界上怎么会有这么棒的男朋友，遇到他真幸福！

在婚姻里，一定不要做那种非常"懂事"的妻子。生活中，越"懂事"的妻子，越容易成为婚姻的受害者。在做婚姻家庭咨询时，我发现，85%以上婚姻的不幸、出轨、老公不靠谱，都是因为妻子在婚姻中因为心疼老公而过度付出、大包大揽，不懂得

第五章　亲密关系——"眼睛为她下着雨，心却为她打着伞"

引导男人为自己付出。久而久之，男人被惯得越来越懒，不但不懂得心疼妻子，反而还指责妻子，对家庭的责任感越来越低。他在家里不付出，那么，他多出来的精力就会使得他向外寻找存在感，甚至对别的女人付出。

聪明的妻子，一定要懂得放手，懂得激发老公为自己、为家庭付出。你做饭时，请他帮忙洗洗菜、洗洗碗；你洗衣服时，请他帮忙晾衣服或收衣服；你拖地时，请他刷刷马桶、打扫洗手间；你伤心时，告诉他，要他亲一亲抱一抱；工作遇到困难，向他倾诉，请他帮你分析；你累的时候，孩子和做饭的事就交给他；当你不小心感冒或生病了，一定要抓住这个机会表现出你的虚弱，让他照顾你、帮你拿药、倒水、量体温，安慰摸头抱一抱。当他做这些事的时候，你一定要表达有他真好，真幸运嫁了这么好的老公，你感觉好幸福。

在爱情和婚姻里，不要做那个倾尽自己所有去为对方付出的人，而是要懂得让对方为你付出，激发他的付出欲和保护欲。

那么，我们如何利用富兰克林效应，让自己拥有幸福的爱情和婚姻呢？

● **太懂事，你就输了**

杨绛先生在自传里写道："后来我们才知道，那些脾气好的人，都在受气；会照顾人的人，都没人照顾；会哭会闹的人，有糖吃；那些懂事的人，反而没人心疼。"

这个定论，存在于任何一段关系里，在感情里也是如此。

在爱情和婚姻里，一定不要太懂事。太懂事，你就输了。爱情里太懂事的人，往往用情太深，凡事为对方着想，但换来的常常只有委屈；婚姻里太懂事的人，家里大事小事都找你，老公当甩手掌柜，有累自己扛，有苦自己咽。

● 爱他，就多去麻烦他

在爱情和婚姻里，越会麻烦男人的女人越幸福，他们的感情也越亲密、稳定。

恋人和夫妻之间，要懂得付出，也要懂得索取。你要明白，你不是他的妈妈，而是他的恋人、老婆。一个男人爱你，他肯定是希望为你付出的，你要教他如何去做，要激发他内心的英雄情结，在爱情里担任那个保护和照顾爱人的角色。

● 保持内心的独立和生活上的依赖

人们常说，要在爱情和婚姻中保持独立。但是很多人误解了独立的意思，以为独立代表着不需要彼此依赖。正确的做法是保持内心的独立，在生活上彼此依赖。依赖是一种需求，生活上我离不开你，情感上我需要你，彼此依赖的过程，就是感情不断增进的过程。爱一个人，就请适度依赖他吧。

好的感情，就是要互相打扰，互相麻烦，互相依赖。

在亲密关系中，彼此的互动和交流越多，心就靠得越近，感情就越紧密。

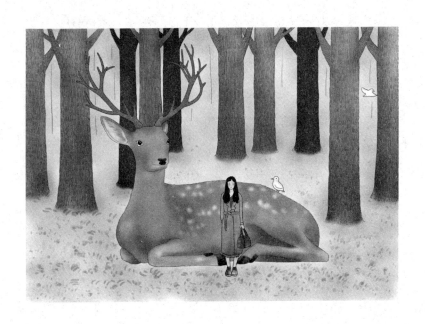

自我疗愈练习

1. 请问你的状态是：

（1）＿＿单身＿＿ （2）＿＿恋爱＿＿ （3）＿＿已婚＿＿

2. 写给单身的你，恋爱和已婚人士可以往后看。当然，有兴趣也可以填写。

单身的你请看过来，请认真填写下面的表格，越详细越好，喜欢的异性类型用一句话概括，同时用一句话概括自己属于什么类型。

恋爱分析表格

分类	你对另一半的期待	你对自己的认知
喜欢的异性类型		
年龄		
身高		
星座		
性格		
爱好		

（续表）

分类	你对另一半的期待	你对自己的认知
学历		
工作		
收入		
家庭		
和对方相似的地方		
和对方不同的地方		
匹配度		

相似的地方越多，你们的匹配度就越高。匹配度越高，在一起就越和谐，越幸福。

3. 现在，你对另一半的期待有调整吗？请再次写下你对另一半的期待。

_____

_____

4. 结合恋爱分析表格和本章内容，想一想你要在哪些方面提升自己，你要怎样做，才能更快地收获期待的爱情？

_____

_____

5. 写给恋爱和已婚的你。请拿一张纸，和你的另一半情况一同填写下面的问题。

（1）你觉得自己幸福吗？为什么？

_____

_____

（2）你对另一半的期待或希望是什么？你对目前的恋爱或婚姻状态满意吗？请写出原因。

_____

_____

（3）你最希望另一半为你做什么？哪些时候，会让你感觉对方很爱你？各写三条。

_____

_____

_____

（4）婚姻中，你最看重的事情是什么？你最不喜欢对方哪一点？

_____

_____

（5）如果可以，你希望另一半有哪些改变？

_____

_____

这是一个相互了解的过程，了解对方所思所想、对爱情婚姻的期待和对你的期待。填写完之后，请你们交换答案。认真了解对方的需求和期待。

然后，彼此沟通，一起改变，继续相爱，奔向幸福。

6.沟通过后，你们达成一致了吗？如果有，祝福你。如果没有，请继续往下看。

（1）你们之间面临最大的问题和分歧是什么？

_____

_____

（2）面对分歧，你们用了什么解决办法？有什么积极的作用？

_____

_____

7. 如果暂时改变不了对方，那就先改变自己。你的改变会换来对方的改变。

结合本章内容，想一想你还可以怎么做，让自己的爱情和婚姻更幸福？

（1）＿＿＿＿＿＿＿＿＿＿＿＿＿＿＿＿＿＿＿＿＿＿＿

（2）＿＿＿＿＿＿＿＿＿＿＿＿＿＿＿＿＿＿＿＿＿＿＿

（3）＿＿＿＿＿＿＿＿＿＿＿＿＿＿＿＿＿＿＿＿＿＿＿

（4）＿＿＿＿＿＿＿＿＿＿＿＿＿＿＿＿＿＿＿＿＿＿＿

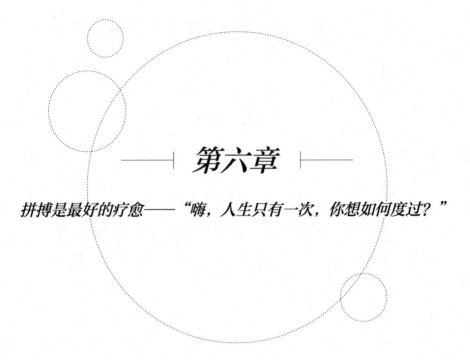

第六章

拼搏是最好的疗愈——"嗨，人生只有一次，你想如何度过？"

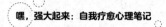

心怀信念，在黎明未到之际感受光明

成功属于那些心怀信念，并坚持到最后的人。

泰戈尔说，信念是鸟，它在黎明仍然黑暗之际，感觉到了光明，唱出了歌。

一个人想要成功，首先要有必胜的信念。要对自己充满信心，向着目标前进，勇往直前，毫不退缩。前进的路上，我们的理想也许很渺小，也许很伟大，只要坚定信念，一直向前，理想之花一定会绽放灿烂的光芒。

　　关于信念的力量，在心理学中称之为舍恩定律。是由美国麻省理工学院的舍恩教授提出的一个著名的心理学定律，他认为，有信念的人是了不起的。遇事不退缩，也不恐惧，就是稍感不安，最后也能超越自我。凡事全力以赴，最终必能成为伟大的胜利者。

　　美国纽约州历史上第一位黑人州长罗杰·罗尔斯在就职演讲中说："信念值多少钱？信念是不值钱的，它有时甚至是一个善意的欺骗，然而你一旦坚持下去，它就会迅速增值。"在成功之前，我们必须相信自己有能力成功。信念的力量在成功者的足迹中起着决定性的作用。

　　我有一位朋友，家境贫寒，父母经常对她说："一定要好好学习，只有知识才能改变命运。"她记住父母的话，学习很刻苦。初中毕业时，父母带着她第一次走出小镇，去了北京。父母带她去了北大，走在北大的校园里，她下定决心，一定要考进北大。回去以后，她就开始披星戴月拼命地学习，每天早上 5 点起床，晚上 11 点才睡觉。她在省赛国赛中获奖，原本有保送资格，可是因为小县城教育资源的匮乏，最终两次保送名额都与她擦肩而过。

　　但她毫不气馁，暗暗告诉自己："拼不过资源，那就拼学习，反正北大我是一定要上的！"凭着这个信念往前冲，最后她成为全市的高考状元，如愿考上了北大。她也是那个小县城有识有史以

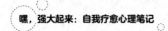

来第一个考进北大的人，县里、市里、企业、学校、村里，一共奖励了她几十万元。她进入北大的第一天，又立下新的志向：要继续在北大攻读硕士和博士学位。大学四年，别的同学在谈恋爱，享受美好的校园生活时，她一直在图书馆埋头学习。最后，她又如愿以偿地在北大读完了硕士和博士，拿着百万年薪。读研期间，她认识了志趣相投的学霸老公，爱情事业双丰收。

获得过诺贝尔文学奖的挪威小说家温塞特说过，如果一个人有足够的信念，他就能创造奇迹。信念是人生征途中的一颗明珠，既能在阳光下熠熠生辉，也能在黑夜里闪闪发光。信念就像一颗种子，一旦种下，就会在你的心底生根。只要拥有坚定的信念，就没有什么困难是不能克服的。

决定一个人命运的，不是艰难的环境，不是困苦的遭遇，也不是优越的家境，而是你是否拥有坚定的信念和拼搏的精神。海伦·凯勒、张海迪的经历感动了无数人，她们都是凭借着自身坚定的信念和顽强的意志，走出了人生的困境，成就了非凡的自我。著名作家丁玲也说过，人，只要有一种信念，有所追求，什么艰苦都能忍受，什么环境也都能适应。

那么，我们如何将舍恩定律运用到极致，用坚定的信念来成就自己呢？

● 给予自己积极的心理暗示

研究表明，积极的心理暗示会产生巨大的力量，能使人的心境、兴趣、情绪、爱好等方面都发生积极的变化。积极的心理暗示，就是用积极的思想和语言来提醒自己，鼓励自己。积极的心理暗示可以把成功的种子，输入到你的潜意识中。

比如，当你比赛前感到紧张时，心想"惨了，我肯定会输"，通常情况下，你就真的会输；但当你想着"放松点，我会成功的"，你就真的能够成功。消极的人，在希望和机会面前，看到的却是问题和困难；积极的人，在挫折面前，看到的却是希望和机会。不管在什么时候，都要给予自己积极的心理暗示。

● 坦然面对生活中的挫折

通往成功之路，往往都是不平坦的，难免会荆棘密布，也可能会迷失方向。有的人一遇到挫折就痛哭流涕、自我放弃；有的人把挫折当成前进的动力，积累经验，再接再厉。成功永远属于能够坚持的人。坦然地面对挫折，是成长路上很重要的功课。每一天都是崭新的开始，无论失败多少次，也不妨让自己再试一次。

● 多读书、读好书，是通往成功的捷径

读书是最好的学习方式，也是快速增长见识和能力的捷径。阅读古今中外大师的作品，就是在和智者进行交谈。读书不仅可

以启迪智慧，前人的经验也可以帮助我们解决前行路上遇到的难题。很多成功的人，并不是因为他们的智商明显高于常人，而是因为他们的知识储备量比常人更加丰富。每当机会来临时，他们能够敏锐地发现机会，快速地抓住机会，从而获得成功。

● **最艰难的时候，也要心怀希望**

村上春树在《奇鸟行状录》中有一段话："我或许败北，或许迷失自己，或许哪里也抵达不了，或许我已失去一切，任凭怎么挣扎也只能徒呼奈何，或许我只是徒然掬一把废墟灰烬，唯我一人蒙在鼓里，或许这里没有任何人把赌注下在我身上。无所谓。有一点是明确的：至少我有值得等待、值得寻求的东西。"

每个人都会经历失败、挫折、迷茫，有时好像无论怎么努力，都无法改变困境。没关系，你可以允许自己失败，允许自己迷茫，允许自己大哭一场，但你不能允许自己放弃。人最怕的不是失败，怕的是经历了一两次失败之后，就彻底放弃。

有信念谁都了不起。成功属于那些心怀信念，并坚持到最后的人。

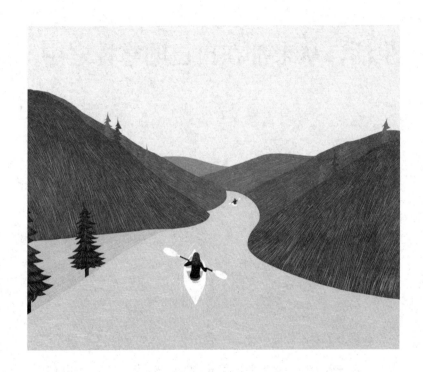

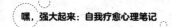

生活，从来都在自己的掌控之中

要善于控制自己的情绪，不要做情绪的奴隶。

生活中的10%无法控制，但我们可以掌控好剩下的90%。

在你身上有没有发生过一件小事毁了一整天的故事？很小的一件事，却导致后面一连串失控的事情发生，过后自己后悔不已？

小林就遇到了这样的事。一天早上，小林起床穿了一件美美的新裙子，小林当天要主持公司的年会，这件裙子是小林前一天逛了好几个小时才买到的。小林的男朋友早早准备好了早餐，是小林最爱的豆浆和蛋糕。早上，当他把豆浆端给小林时，却不小心把豆浆打翻了，有一些洒在了小林的新裙子上。

　　小林生气极了，冲着男朋友大吼了一顿。男朋友也很委屈，嚷了小林两句。最后两个人吵了起来。原本小林的男朋友要送她去公司，小林一气之下拎起包怒气冲冲地先出门了。可是早上车很难打，小林等了好一会儿才打到车。等小林终于赶到公司时，已经迟到了几分钟，她被领导狠狠地批评了一顿。小林原本为年会做了很多准备工作，可是早上裙子被洒到豆浆，因此和男朋友吵了一架，本来就心情不好，结果上班迟到又被领导批评，小林的心情更难受了，主持年会时因为情绪不佳而影响了当天的发挥，领导对小林的表现很不满意。

　　下班后，小林越想越生气，她想惩罚一下男朋友，把手机关掉就去闺密家了。小林的男朋友当天也不好受，为了给小林准备早餐，他很早就起床了，出去买了小林爱吃的蛋糕，回去现磨了小林爱喝的豆浆，在小林起床前把豆浆凉到合适的温度。端豆浆时不小心洒了一点到小林的裙子上，小林就对自己大吼。男朋友心情不好，开车时走神了，不小心发生追尾，车子撞坏了，幸好人没事。等交警处理完，一个上午都过去了，赶到公司被上司严厉地批评一通，并通知他下午马上去外省出差 10 天。男朋友打电话给小林，小林关机了，电话一直打不通。

　　小林在闺密家住了一晚，第二天下班回到自己家。原本想着男朋友会像以前一样准备好鲜花和烛光晚餐向她道歉，结果等到 12 点，男朋友也没回家。她赌气把男朋友的手机号和微信都拉到黑名单了。男朋友打小林的电话打不通，微信消息也发不过去，心里也很生气。小林看男朋友一直不回家，心里更生气。10 天后，等小林的男朋友出差回来时，两个人的怒气都积累到了顶点，大吵一架分手了。

心理学上有一个著名的费斯汀格法则，它是由美国社会心理学家费斯汀格提出的，指的是生活中的 10% 是由发生在你身上的事情组成，而另外的 90% 则是由你对所发生事情的反应所决定。也就是说，我们完全可以掌控自己的生活。

故事里的小林和男朋友因为豆浆不小心洒在裙子上，而导致最后大吵以致分手，正是费斯汀格法则的体现和验证。在这件事里，裙子不小心被洒上豆浆是其中的 10%，后面一系列事情就是另外的 90%。仅仅是因为裙子上洒了一点豆浆，但两个人都没有控制好自己的情绪，导致了分手。

其实，裙子上洒了一点豆浆没什么关系，并不会影响当天的主持效果，如果小林当时选择原谅男朋友的不小心，拿吹风机把裙子打湿的地方吹干，就不会发生后面一连串的事情了。如果小林的男朋友当时没有生气，没有冲小林嚷嚷，而是宽容大度地主动拿吹风机帮小林把裙子打湿的地方吹干，那么也不会发生后来的分手事件了。

费斯汀格列举了一个相似的例子。

卡斯丁早上起床洗漱时，随手将自己的高档手表放在洗漱台边，妻子怕被水淋湿了，就随手拿过去放在餐桌上。儿子起床后到餐桌上拿面包时，不小心将手表碰到地上摔坏了。卡斯丁心疼手表被摔坏，就照着儿子的屁股揍了一顿。然后黑着脸骂了妻子一通。妻子不服气，说是怕水把手表打湿。卡斯丁说他的手表是防水的。

于是二人猛烈地斗起嘴来。一气之下卡斯丁早餐也没有吃，直接开车去了公司，快到公司时突然记起忘了拿公文包，又立刻回家。可是家中没人，妻子上班去了，儿子上学去了，卡斯丁钥匙留在公文包里，他进不了门，只好打电话向妻子要钥匙。

妻子慌慌张张地往家赶时，撞翻了路边的水果摊，摊主拉住她不让她走，要她赔偿，她不得不赔了一笔钱才解决麻烦。待拿到公文包后，卡斯丁已迟到了 15 分钟，挨了上司一顿严厉的批评，卡斯丁的心情坏到了极点。下班前又因一件小事，跟同事吵了一架。妻子也被扣除当月全勤奖，儿子这天参加棒球赛，原本有望夺冠，却因心情不好发挥不佳，第一局就被淘汰了。

在这个事例中，手表摔坏是其中的 10%，后面一系列事情就是另外的 90%。都是由于当事人没有很好地掌控那 90%，才导致了这一天成为"闹心的一天"。

试想，假如卡斯丁在那 10% 产生后换一种反应，比如，他抚慰儿子："不要紧，儿子，手表摔坏了没事，我拿去修修就好了。"这样儿子高兴，妻子也高兴，他本身心情也好，那么随后的一切就不会发生了。

可见，在一件事情发生后，虽然我们控制不了前面的 10%，但完全可以掌控后面的 90%，这 90% 完全是由我们心态和行为的不同，而产生不同的后果。假如有两个人走在路上，不小心踩到对方，这属于那 10%。如果其中一个人立即说对不起，另一个人说没关系，彼此一笑而过地离开，这是一个最简单也最愉快的结果。

如果其中一个人生气地说："你眼瞎了吗？怎么走路的？"另一个人心有不快，但也忍下了，说："对不起，是我不小心。"两人各走各的路，这件事也很快过了。这是第二个结果。

如果其中一个人生气地说："你眼瞎了吗？怎么走路的？"另一个人也不甘示弱，说："活该！我就踩你了，怎么着？"那么两个人的怒火都会越烧越旺，谁也不让谁，最后就会打起来，发生不可控制的严重后果。

我们掌控不了生活中的10%，但我们可以处理好那90%。如何处理，是一种智慧。我们该怎样处理生活中那90%，让一切问题迎刃而解呢？

● 拥有"大事化小，小事化了"的智慧

人和人相处时，难免会有一些小摩擦，往往都是因为一些小事，互不相让，而让矛盾升级。很多事情换个角度思考，你会发现还有更好的解决办法。要学会大事化小、小事化了，把复杂的事情简单化，千万不要把简单的事情复杂化。

凡事都有两面性，遇到冲突和矛盾时，先冷静下来，这样可以避免矛盾升级。当我们看到事情的另一面时，你会发现事情的大小在于你的选择。我们可以把大的事情量化成小事情，小的事情让它平稳地过去。

● 忍一时风平浪静，退一步海阔天空

两辆汽车在一条小路上行驶，各不相让的结果就是堵在那里，谁都走不了。如果这个时候，其中一人主动往后退一步，先让对方的车过去，两辆车都能顺利过去。如果两人谁也不愿先向后退，就僵持在那里，结果可想而知。

比如，夫妻之间，本来都是些家务琐事，偏偏就吵得不可开交。你怼一句，他怼一句，最后让矛盾升级，伤了感情。家人之

间哪有多大的矛盾，很多时候仅仅是一句话的事儿。如果对方说话的态度，或者内容让你不高兴，与其还嘴让矛盾升级，不如先冷静一下，过后再好好沟通。

● **再控制不住情绪，也要学着控制**

没有人天生就会控制情绪，情绪的控制也需要学习。不管遇到什么事，如果不克制自己的情绪，而任由自己随意发泄，结果只会伤人伤己，解决不了任何问题。所以，每个人都要学着控制自己的情绪，不要做情绪的奴隶。

如果你意识到自己的脾气不好，那就多做一些修身养性的事情，如读书、练字、运动，从中找到最适合自己的宣泄方式。每当心里有负面情绪时，就做一些自己喜欢的事，用适合自己的方式进行自我疏导。

我们要善于控制自己的负面情绪，学会冷静地处理事情，不将事态扩大化。真正成功的人，不会让自己栽在坏情绪中。

你怎样想问题,就会拥有怎样的人生

倾听别人的声音,是为了向更好的自己靠近。

一个优秀的人,一个成长型的人,必须具备绿灯思维。

你身边是否总有一些这样的人:无论大家对他说什么,无论他做得对不对,他总是不顾一切地反驳大家?当大家在兴致勃勃地讨论一件事时,他却在一边说风凉话?

新来的同事名校毕业,大家热情地围着新同事攀谈时,有人带着不屑一顾的口吻说:"名校毕业怎么了,还不是和我们进了同一家公司。"

同事买了新房，大家计划周末一起去庆祝同事入住新居，有人轻飘飘地说："有什么好庆祝的，还不是啃老买的，再说了位置那么偏谁去呀。"

年轻的同事升职了，大家都向他祝贺，准备晚上一起去唱歌，有人酸溜溜地说："还不是靠巴结领导上位的，有什么了不起。"

有人在一个岗位上几年间没有任何改变，家人朋友劝让他继续提升，多多学习，争取晋升的机会，他说："努力有什么用，升职还不是要靠关系。"

当你委婉地告诉他哪里没有做好时，他一定会找各种理由，把结果归结为其他人或环境导致了这样的结果，和他无关；大家讨论一件事，当有人提出新观点时，他一定会反驳那样不好；当你说什么地方很好玩，什么东西很美好，什么事情很期待时，他一定是给你泼冷水的那个人，说那个地方怎么差劲，那样东西怎么不好，那件事情怎么糟糕……生活中，总是有那么一些人喜欢通过反驳别人的话，来显示自己的"聪明"。似乎和别人持不同观点就能显示出他多么的"与众不同"，殊不知却把自己的低情商暴露无遗。

心理学上有个名词叫红绿灯思维，拆开来可以分为两个名词，红灯思维和绿灯思维。这种时时处处总是和别人持不同意见而彰显自己的行为，就属于典型的红灯思维。"红绿灯思维"，顾名思义，红灯就是禁止通行，不允许别人的观点、建议进入自己的思维，意味着保守、固执、反驳、否定；而绿灯思维就是允许通行，对于新观点、新知识用接纳的心态面对，意味着接纳、开放、成长、肯定。

红灯思维和绿灯思维，在工作上表现出来的是两种完全不同的态度。

小平和小龙毕业后进入同一家公司，小平是名校毕业的研究生，小龙则是来自一所普通院校的本科生。刚进入公司时，小平深受老板的重视，领导有意重点培养他，好的机会也总是留给他。小平本来就自命不凡，认为自己满腹才华很了不起，加上老板的重视，他更加目空一切。小平做好的方案，交到主管手里，主管提出修改意见，小平很是不屑，嘴上没说，心里却想：我名校毕业的研究生，难道水平还不如你吗？对于主管提出的修改意见，他完全不当回事。部门开会时，小平对其他同事的观点总是一再反驳，坚持认为自己才是对的。

小龙和小平完全不同。小龙知道自己是职场新人，他把同事们都当作自己的老师，在工作中谦虚好学，无论大事小事，交到他手里总能办得妥妥当当。有不懂的问题就向其他同事请教，自己再仔细思考，举一反三。交到主管手里的方案总是精益求精，主管提出修改意见后，他虚心接受，一再完善。开部门会议时，他会把每位

263

同事的观点都记下来，尽管领导没有要求，他回去也会反复揣摩、分析比较，再结合自己的想法，第二天提交一份全新的方案给领导。

小龙的工作态度得到同事们的一致好评，大家对小平却是避之不及。几个月后，小平因工作出错被公司辞退，小龙却被调到公司最重要的部门。

小平在工作中的表现就是典型的红灯思维，而小龙则是典型的绿灯思维。

红灯思维换个词也可以叫杠精思维、自我禁锢型思维。是指对别人提出的意见和观点总是持反对意见，具有红灯思维的人听不进去别人的任何观点和看法，只会故步自封。当你向他提出一种新的观点或与他不同的观点时他就会不断地去排斥，甚至出现攻击性行为。他们很难站在别人的角度考虑问题，习惯性地把自己的观点和看法视为真理，对别人的意见和看法永远不屑一顾。具有红灯思维的人，很难有真正的进步，因为思维的局限，再努力也是徒劳。

与红灯思维对应的是绿灯思维，这是一种成长型思维。具有绿灯思维的人，对于别人提出的不同于自己的观点和看法，保持一种开放的心态。当有不一样的观点出现的时候，绿灯思维的第一反应是：哇，太棒了，他怎么会有这么棒的想法，带给了我新的思路和启发。绿灯思维的人不会拒绝任何信息，而会思量这些信息能否带给自己更多的思路和更好的成长。拥有绿灯思维的人，会不断扩大自己的认知边界，大大方方地承认自己的缺点和不足，最大限度地获得长期的进步。

红灯思维的形成，主要源于人们的自负心理和防御意识。自负和自大的人，往往带着一种主观盲目性，以自我为中心，很难听取别人的意见，哪怕自己做错了也会百般辩解，在事实面前也很难让他们承认自己的错误。自负心理的另一面，是过度防御，别人指出他某个方面的不足，或者对他的观点表示反对的时候，他就会自动开启防御机制，将别人反对的声音看成对他的攻击，所以，他们在面对错误和批评时，第一反应就是否认反驳，或者反击回去。他们很难面对真实的自己，用否定的方式来掩盖自己的缺点，用反击的方式掩饰自己的错误。

红灯思维的人看上去很强势，实际上是对自己的不自信，害怕别人发现自己的缺点和不足。因为害怕别人发现，不能正视自己的缺点，只好用力地自我防御。不能正视自己的缺点和不足，自然也就不会获得成长和进步。

如果你想收获更好的成长，想要取得进步和成功，就必须关闭思维上的红灯，打开自己的绿灯思维。无论别人对你提出怎样的观点，不管对或不对，首先你要认真去听，听完思考对方的观点对

265

不对，吸收那些有利于你成长的信息，把它拿来为己所用。一个优秀的人，一个成长型的人，必须具备绿灯思维。拥有绿灯思维的人，或早或晚，一定会成为某个领域的佼佼者。

工作和生活中，我们如何让自己拥有和保持成长型的绿灯思维呢？

● 学会倾听不同的声音

保持绿灯思维，最重要的是学会倾听不同的声音。人如果想要进步，就要倾听外界的声音，外界的声音可以帮助你思考，打破思维的局限性。内心强大的人，从来不会惧怕别人说什么，无论别人说什么，他都会认真倾听，只要是对他有益的，他都会接受。

孔子说，三人行必有我师焉。每个人都有自己的优点，也有自己的局限，倾听别人的观点，就是在学习别人的优点及其思维上的优势，以弥补自己的不足。在一件事情上，你听到的声音越多，你的思维就越开阔，更容易做出正确的决策和判断。

● 丢掉自己的自负心理

自负心理是一种盲目的自大，过高地估计自己的能力。自负的人总是自视清高，抬高自己贬低别人，固执己见，凡事以自己为中心，把自己的观点强加给别人，却不愿意接受别人的任何观点。自负会让一个人迷失在自己营造的假象里。想要改变自负的心理，就必须学会谦虚。谦虚是一个人身上最大的魅力。人们都喜欢和谦虚的人成为朋友，因为他们身上有着最低调务实的精神，又有着最温暖的善意。

● 吸收别人的优秀之处

一个优秀的人，他一定有过人之处。和优秀的人做朋友，你在潜移默化中也会变得优秀。要善于看到别人身上的优点和长处，向对方学习，吸收对方身上的优秀品质，全方位地提升自己，让自己也变得优秀。

没有一个人的成功是从天上掉下来的，没有一个人的幸福是纯属幸运。每一个成功的人和幸福的人，都一定有他的不凡之处，有他独特的成功经验和幸福秘方。如果有机会可以多和他们交谈。如果你身边有很多优秀的人，请一定珍惜学习的机会，把自己变成一块海绵，去吸收别人的优秀之处。

红灯思维和绿灯思维最大的不同是，能否倾听不同的声音，克服自己的局限，接纳别人的优秀。达尔文曾说，任何改正，都是进步，面对别人的批评，虚心向别人请教，接纳别人的建议，从而改进不足，让自己达到一个新的高度。

当你从红灯思维转变为绿灯思维时，你就已经走在优秀的路上，走向新的高度。

终结拖延，开始你的自律人生

浪费时间就是在浪费生命，节省时间就是在延长生命。

你给自己的时间越多，就越习惯拖延，浪费的时间也就越多。

大多数人遇到问题都会选择逃避，每个人或多或少都会有一些拖延症。

你有没有遇到这样的情况：领导交给你一个任务，告诉你一周后交，你往往在截止日期的最后两天才开始赶工，并且通常是在任务上交的前一晚熬夜完成的。

曾经的我也有严重的拖延症。几乎每一次要交稿子，我都会在最后一刻才交。当一篇稿子对我来说有一点难度时，就是当我预计自己要花比较多的时间才能完成时，我会把前面的时间定义为"思考时间"，每次开始写的时候，我告诉自己，要不再思考一下吧。然后就去做别的事了。如果一篇文章的交稿时间是 7 天，我基本会在第 5 天才动笔。

还有这样一种情况。面对比较容易的工作时，比如面对我比较擅长写的稿子时，我会很早开始写，可是往往写到一半时，我回头看看，觉得不满意，没有做到我想要的完美。我告诉自己，给自己一点时间再思考一下，我可以做得更完美。于是，我又开始放下它，去做别的事了。又是等到差不多截止时间时，我再开始写。有时，哪怕是在最后的截止时间，我也会因为感觉没有达到自己想要的完美，又产生了暂时放下的念头。在时间不允许的情况下，当然不能再拖延了。这个时候，我会在心里对自己大喊几声："完成大于完美！"这样才能把工作继续进行下去。

我这样的作者，让编辑很头疼吧。我当编辑时，经常也会遇到像我这样的作者，我一边催稿一边在心里默默地表示理解，因为，我也是这样的人啊。

我的同事诗诗也是拖延症患者。主任给她安排了一个任务，写一个工作材料，刚开始领导告诉她，这个文件要两个小时之后交。于是她马上就进入工作状态，构思写作思路。当她完成一半时，主任又告诉她，计划有变，不着急，两天之后再交。诗诗听了，紧张的大脑一下就放松了，她把马上就要完成的工作放下，告诉自己，先休息一下吧。第二天上午，诗诗想，还有时间，再放一下吧。下午，诗诗打算写的时候，忍不住又刷了手机，眼看要下班了她才着急起来，最后在下班前 1 小时高效率完成。

生活中这样的例子有很多，如果一件事比计划的时间多了两天，哪怕这件事情很容易，人们通常也会不费吹灰之力地把时间用完，工作往往留到最后一刻完成。

人们很容易陷入一种误区：给我们的时间越多，我们就越能更完美地完成任务。事实却是，给我们的时间越充足，我们就越拖延，时间越多，拖延的时间也越多。对于习惯性拖延的人，潜意识会告诉他，这件事情你一定会在最后期限完成，反正还有那么多天，不急不急，最后再做吧。

但是，对于一个习惯高效率工作的人来说，却是完全不同的情况。一个工作效率高的人，他的习惯是尽早地把该做的事情做完，即使是同时应对几件事情，他也能做到游刃有余，有条不紊。因为习惯高效工作的人，已经养成了高效做事的习惯，而且掌握了做事最简捷的方法。而习惯拖延的人，养成了拖延的习惯，往往把一件事情一拖再拖，所以事情总是做不完，时间也总是不够用。

　　这种现象，在心理学上被称为帕金森定律。诺斯古德·帕金森经过多年调查研究发现：不同的人做同样的事所耗费的时间差异惊人。工作效率高的人，可以同时处理几件事；而工作效率迟缓的人，完成一件事都会很吃力。前者已经养成了高效率做事的习惯，掌握了一定的工作方法，而后者则习惯了拖延。

　　帕金森在《帕金森定律》一书里写了一个老太太寄明信片的故事：

　　一位老太太要给侄女寄明信片，她用了1小时找明信片，1小时选择明信片，找侄女的地址又用了30分钟，1个多小时用来写祝词，决定去寄明信片时是否带雨伞，又用去20分钟。做完这一切，老太太劳累不堪。同样的事，一个工作特别忙的人可能花费5分钟在上班的途中就顺手做了。

　　帕金森定律告诉我们，人们通常为了追求不可能存在的完美，总是习惯性为一件事情留出太多的时间，希望可以做得更好。但事实上，你给自己的时间越多，你就越习惯拖延，你浪费的时间就越多。因为时间充足，你总觉得一切都来得及，往往把事情拖到最后，实在没有办法了，都要火烧眉毛了，才着急起来，匆匆赶完。这时，完成的质量当然也没有当初预想的那么完美。

　　如果你对自己的拖延症已经深恶痛绝，如果你迫切地希望戒掉自己的拖延症，那么让我们一起利用帕金森定律，和拖延症说再见吧！

● 把规定的工作时间缩短

领导交给你一项任务时，告诉你 7 天后交。那么，你可以把它缩短为 3 天完成。把这个当成一项长期的挑战，每一个任务都比规定的时间提前一半完成。这样，你从内心里就会紧张起来，从而减轻拖延症。你还可以制订一个小计划，比如把 7 天的工作放在 3 天内完成，那么 3 天内每天应该完成哪些任务，自己要做到心中有数。

或许刚开始你会觉得这是不可能完成的任务，但请不要低估你的能力。当我们把任务的时间缩短时，内心就会有一种紧迫感，这种紧迫感会推动你马上行动起来，当你马上行动起来时，工作时间自然就会提前。

● 用游戏的方式，养成高效的习惯

我在多次思考和尝试之后，终于找到了一种简单高效的工作方法。我把一天内的工作拆分成多个小任务，把每一个任务都当成一个和时间赛跑的游戏，名字就叫挑战。把每一项工作内容、开始时间、预计完成时间和实际完成时间，都记下来。

比如，今天记录，挑战 1：什么工作任务，多长时间完成，开始时间，结束时间。

挑战 1 完成，再开始挑战 2。

自从用了这个方法，我的工作效率飞速提升，工作时不分心、不看手机，也知道了每项工作自己最快的完成时间，不再拖延。

● **超额完成任务时，请给自己奖励**

工作是为了什么呢？对大多数的人来说，工作是为了能够更好地享受生活。所以，在工作之余，一定要给自己留一些享受生活的时间。这个时间完全由你自己支配，做任何你想做的事情，享受属于你的自由和开心。当你每天高效或超额完成工作时，要记得奖励自己。奖励会让大脑产生兴奋感，下次工作时也会同样投入。奖励什么都行，主要目的是调动自己工作的积极性和主动性。

浪费时间就是在浪费生命，节省时间就是在延长生命。

战胜拖延症，就是战胜了自己。再见吧，拖延症！

自我疗愈练习

1. 你对未来有什么目标，期望达到什么高度？

_____

_____

2. 写下你在工作上的优势和曾经取得的成就。

_____

_____

3. 目前你在工作上遇到什么问题？分析一下自己的不足和局限。

遇到的问题：_____

_____

不足和局限：_____

_____

4. 你身边成功的人，他们有什么特点？请记录下来。

_____

_____

5. 请结合本章内容和自己的情况，想一想你可以从哪些方面努力，为自己列一份解决方案。

_____

_____

6. 请用一句话鼓励自己！

_____

_____

7. 欲善其事，计划先行。为自己制订一份成功计划表和成功记录表，最好是周计划或月计划，同时记录你取得的成绩和需要改进的地方。

成功计划表

时间	计划内容	完成情况
总结		

（续表）

时间	取得成绩	需要改进
总结